見える深呼吸で自律神経が整う

山下和彦

知道出版

はじめに

新型コロナウイルスの感染拡大は世界中で猛威を振るい、人々の日常生活を一変させました。結果的に私たちの行動スタイルにも影響が出ているようです。多くの方々、とくに年配者の運動不足や身体活動量の低下が顕著になったといわれます。

「身体のだるさ、肩こり・腰痛」もしくは「不眠、食欲不振や過食、便秘、肥満」など、さまざまな症状が増えていることがマスコミの報道でも取り上げられています。これらの症状は、無意識に心と身体を調整する自律神経の機能低下が原因である場合も少なくありません。テレビ、雑誌、ネットなどで氾濫している健康情報の中で「自律神経」を検索すると多種多様な情報が紹介されています。とくに運動不足解消を目的とした自宅でできる簡単なヨガ、ストレッチング、健康体操なども数多く配信されています。

しかし、情報が多過ぎて「私にとって、何が良いのかわからない！」と、悩んでいる方がなんと多いことでしょう。

私はこれまで、「鍼灸、手技、運動、温熱、冷却などによる物理刺激が自律神経に及ぼす影響」について心電図と呼吸、姿勢変化に着目して研究をしてきました。

対象は、元気とまでは言えないけれど医科に受診するほどの症状ではない人、または医科、整骨院・鍼灸院に通院している老若男女から日本代表オリンピック候補選手まで、数多くの方々を診てきました。

症状が回復もしくは改善した症例については、日本温泉気候物理医学会、全日本鍼灸学会、日本体力医学会、日本自律神経学会、日本健康行動科学会で報告をしてきました。

私がこれまで皆さんにお話ししてきたことをまとめると次の通りです。

・病気や体調不良は、日常生活における何らかの心身ストレスの積み重ねによって、その人にとって弱い所に症状が出る。
・日常のストレスは、運動、休養、栄養、飲酒、喫煙の管理ができれば基礎体力の向上・維持することにより解消できる。
・多くの慢性症状は、無意識に心と身体を調整している自律神経の働きが弱っている、もしくはバランスが乱れている。
・無意識に心と身体を調整している自律神経を意識的にコントロールできる方法が「深呼

吸」であり、正しい呼吸運動は自律神経を意図的に調整できる。

一般に健康法と言われる「ストレッチング、ヨガ、座禅」などは、すべて呼吸法が重要なポイントとなっています。また、カラオケで楽しく歌う、落語や漫才などで腹を抱えて笑うなどは、腹から息を吐いて腹式呼吸になっていて、まさに「笑う門には福来る」の格言通りです。

この腹式呼吸を利用した「深呼吸」は、横隔膜を動かし、心臓副交感神経機能を高めることで心身を落ち着かせることができます。

しかし、ここに落とし穴があることに気づきます。

実際に「深呼吸」をやってみると、妙に身体に力が入ったり、りきみがあったりと意外と難しいものです。それは、自分では本当に「深呼吸」になっているのか確認しにくいからです。

そこで「深呼吸」をネット検索すると、そのやり方を簡便に表現している情報を目にすることができます。けれども、ひと呼吸ごとに正しい呼吸ができているかどうか「数値化、見える化」して解説している情報は見当たりません。

「ストレッチング、ヨガ、座禅」などで、正しい呼吸が継続できていれば、結果的には健康維持に役に立つのですが、その呼吸法がなかなか難しいのが実状です。正しいと思って間違った練習を継続すると、一生懸命な人ほど体調が悪くなります。間違った練習はかえって心と身体が乱れます。

そこで、本書は次のように構成しました。

第1章は呼吸のしくみについて、筋肉と神経を解説して、オリンピック選手メダリストの身体にも注目しました。

第2章は、呼吸・循環と自律神経の関係について、心拍変動《しんぱくへんどう》、呼吸性洞性不整脈《こきゅうせいどうせいふせいみゃく》を整理しました。近年では簡単に装着できる小型の心電計が開発され、一般的な自律神経の評価法になってきています。最近では腕時計からも簡易に心電図が計測できるようにもなりました。

第3章は、自律神経評価に関して、独自に開発した心身連関テスト（ＭＢＣＴ：Mind Body Connection Test）について述べています。日本代表選手、医科に受診している方も、そうでない方も、不調のある方の、臥位《がい》（横になっている状態）、座位《ざい》、もしくは立位《りつい》への姿勢変換《しせいへんかん》による「深呼吸」で、心電図と呼吸曲線から自律神経機能を評価しています。各学会でも症例を重ねて報告をしています。

第4章は、心身連関テスト（ＭＢＣＴ：Mind Body Connection Test）によって評価した代表的な症例集です。呼吸訓練による自律神経の変化を確認できます。

第5章は、深呼吸の応用編です。深呼吸以外の刺激も自律神経の副交感神経機能を高めて、心身をリラックスさせる方法があることをご紹介します。皮膚刺激も「深呼吸」と同様に、自律神経の副交感神経機能を高めて、心身をリラックスさせる効果があるのです。そこで、皮膚刺激が自律神経機能に及ぼす影響を解説します。

第6章は、総論として「深呼吸の極意」を整理しました。

このように、本書では「自律神経の機能改善を目的とする深呼吸」が、あなたにとって本当の「深呼吸」になっているかどうかを〝見える化〟して解説しています。

深呼吸の呼気時には、副交感神経の機能が高まるので、興奮状態でも心拍数が減少して落ち着きを取り戻せるのです。私はこれまで、多くの方々の自律神経を呼吸と心電図および姿勢変換で確認してきました。

驚くべきことに、呼吸曲線と心電図から「深呼吸」を観察すると「深呼吸が深呼吸になっていない」方がほとんどで、何らかの心と身体の不調を訴えていました。

そこで本書では、呼吸と循環、肺と心臓の働きが自律神経によって深く結びついていることを「見える深呼吸」として解説しました。

本書で読者のみなさまが正しい「深呼吸」を身につけ、健康に役立つことを願うとともに、競技者のパフォーマンス向上の一助になれば幸いです。

２０２３年吉日　著者

見える深呼吸で自律神経が整う

第1章

「生きる」とは「息をする」こと

1

今さら聞けない自律神経

近年、「自律神経」はよく聞かれる言葉ですが、一言で言えば、「自律神経は、無意識に心と身体を調節する自動制御装置」と言えます。人の心と身体を〝ほどよく釣り合いが取れるように〟してくれるシステムです。

呼吸のしくみを語るうえで、身体に良い効果を生んでくれる一番肝心なシステムでもあります。

まず、自律神経には「調節」があります。脳から末端の臓器、組織、細胞が本来の働きを維持できるようにすることで、具体的には、呼吸・循環に関わる肺と心臓、消化・吸収に関わる胃、腸、肝臓、すい臓、胆のう、排尿に関わる腎臓などの内臓の働きのほか、睡眠、体温調節、ストレスと情動などに関係します。

一方、「調整」とは、〝調子の悪いものを整えてくれること〟です。何らかのストレスを受けて心と身体が不安定な状態になると、自律神経は正常な状態に回復させせようとします。

自律神経は意識に関係なく、自動制御によって生命活動を最善の状態に修正しつつ維持させようと、常に活動しているのです。万が一にも心と身体に異常が生じた場合には、すぐに正常な状態に戻そうとしてくれるので、自律神経が命を支える根源的な働きを担っているといえます。

例えば、現代人の多くが、身体のだるさ、眠れないといった全身症状や動悸、息切れ、頭痛、イライラ、不安感などを訴えて医療機関に行くと「自律神経失調症」と診断されることがあります。おもに心理的ストレスによる身体に発症する症状は、「心身症」といわれる場合もあるかもしれません。実際には「自律神経失調症」か「心身症」かの区別は難しいと言われます。

一般的に、自律神経の積極的に行動するために働くアクセル機能の交感神経、落ち着かせるようにリラックスさせるために働くブレーキ機能の副交感神経がバランスを崩して不調を招くと「自律神経失調症」、もしくは「心身症」と診断されることがあります。

日中は活動的になりますので交感神経が主体的に働きますが、夜は副交感神経が主体的に働いて睡眠によって心と身体を休ませます。朝、起きて太陽の光を浴び、目から光を感じることにより心と身体がリセットされ、交感神経の働きにより心と身体が活動的に働き始めます。

疲労の蓄積や睡眠時間が少ない場合、意識を高めて交感神経機能のアクセルを踏み込んでも、無意識に副交感神経が働いて休ませようとします。この状態が続くと両者の「ゆらぎ」を大きくして心と身体に揺さぶりをかけて、調整機能や回復力を高めようとします。生命活動は、ある一定の振幅で「ゆらぎ」はあるものです。

ところが、ストレスが大き過ぎて、もはや自動制御不能になってしまった場合、心不全や糖尿病などの病的な状態となって、心拍変動という呼吸と循環、肺と心臓の機能による「心拍のゆらぎ」が減少します（後述）。

自分自身で元に戻す自助力・免疫力、回復力が弱くなってしまうと薬物に頼らなくてはならなくなります。

徹夜続きで疲労が蓄積していても、脳が興奮しているときは眠気が生じません。交感神経が興奮し、戦闘状態が続いているときは眠気がこないのです。しかし、ある一定の疲労が蓄積した場合、脳の興奮による身体活動が限界に達した最悪の状態が過労死という悲劇になります。

疲労と疲労感は別物です。やりたくないこと、興味のないことを続けるときは疲労が蓄積していなくても疲労は感じます。これが疲労感です。心と身体の疲労が蓄積していても、使命感、義務感が強く、集中が高まった状態では疲労感はありません。しかし疲労は、心と身体の限界まで蓄積すると倒れてしまう場合があります。疲労感がなくても疲労は蓄積するのです。疲労感がなくても疲労が蓄積してくると、簡単な作業ミスの増加、集中力欠如、のどが渇くなどの症状が起きてきます。

このように生命活動は、自律神経のある一定の幅の中で交感神経と副交感神経が「ゆらぎ」ながら、無意識の状態で自動制御してくれます。ですから呼吸と循環、肺と心臓の働きは、意識・無意識に関係なく、寝ても覚めても一生止まることがありません。止まったときは生きることができなくなったときです。

また、生命活動に応じて血圧、血管の調節は自動制御されて血流が決まり、脈の数が決まり、全身隅々まで酸素と栄養を運び、体温調節に連動します。自律神経は消化・吸収、排泄、代謝、分泌にも関係して、内臓の諸器官のはたらき全体を調節して、生体の恒常性（ホメオスターシス：一定の状態を維持させること）に重要な役割を担っています。

さらに、本能行動や情動行動（喜怒哀楽）にも自律神経は関与しています。不安や恐怖を抱いているときは、呼吸が浅く、呼吸数が増えて、心拍数が増えることは皆さんも経験したことがあると思います。

生命活動の最高命令機関は脳・脊髄の中枢神経ですが、この中枢神経が全身に張り巡らされている連絡網である末梢神経を通して末端組織に命令が行き届くようになっています。一方、外部環境（天候、温度、湿度など）や体内環境（飲食後の内臓）は刻々と変化をしているので、末端組織から中枢神経に状況を知らせて、新たな命令により末端組織が環境変化に対応できるようにします。これが「体性―自律神経反射」です。

この「体性―自律神経反射」のメカニズムを明らかにすることは、手技療法、鍼灸、振動、運動、温熱、冷却を含む、さまざまな刺激がリラクゼーションや治療効果をもたらす科学的メカニズムの解明になります。

そして、「深呼吸」は、これらの物理刺激以外に心と身体を調整する方法、自分の自律神経機能を調整できる身近で有効な方法なのです。

ではみなさん、「深呼吸」によって、本当に自律神経機能が改善するのか見たことがあるでしょうか？

そこで、これから「深呼吸」について、今までにない切り口で解説していきたいと思います。

2

呼吸のしくみ

人が生きるには酸素が必要です。「生きる」ことは「息をする」こと、呼吸をすることです。呼吸とは広い意味では肺で大気（空気）から酸素を身体に取り入れる吸息《きゅうそく》と、二酸化炭素を身体から排出する呼息《こそく》によるガス交換のことです。

肺に大気を吸い込むと、大気中の酸素を血管の中に取り入れて、肺から心臓、心臓から全身に酸素が運ばれます。酸素はエネルギーを生み出して二酸化炭素に置き換わります。燃えカスとなった二酸化炭素は全身から心臓、心臓から肺に運ばれ、肺から二酸化炭素が呼息によって身体の外に排出されます。

さて、呼吸の方法には鼻でおこなう「鼻呼吸」と、口でおこなう「口呼吸」があります。まず、呼吸はどのような器官（場所）を通って大気（空気）が肺に送り込まれるかを確認しましょう。

　鼻呼吸の場合は鼻腔《びくう》にある上鼻道《じょうびどう》、中鼻道《ちゅうびどう》、下鼻道《かびどう》を通り、口呼吸の場合は口腔《こうくう》を通り、鼻呼吸と口呼吸の両者は咽頭《いんとう》でつながります。大気は咽頭から喉頭蓋《こうとうがい》、喉頭《こうとう》、気管を通って、肺に運ばれます。

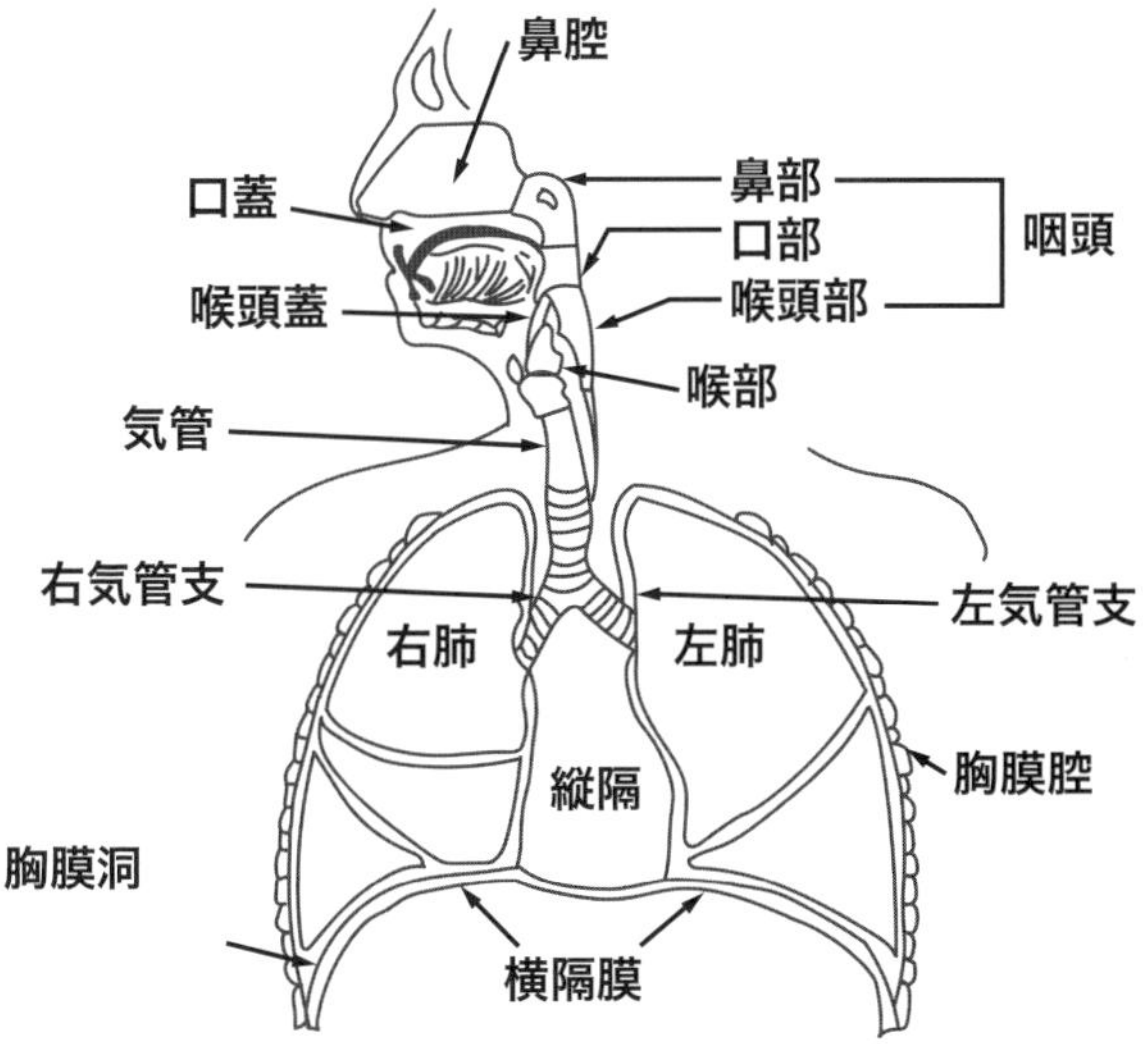

図1　呼吸器系の模式図

チョット寄り道1

「鼻呼吸と口呼吸」はどちらが良いの？

吸息は鼻呼吸が良いと言われます。大気（空気）が鼻毛のある鼻の穴から鼻腔の粘り気のある湿った粘膜でおおわれた上・中・下の３本の鼻道を通ることで、ホコリや花粉、ウイルスなどを気管から肺に入れさせないようにします。鼻には外界からの異物の侵入を防ぐフィルター作用があるのです。冬の寒い日には乾いた冷気が肺に直接入り込まないように温度と湿度を調整してくれます。大気が鼻呼吸で３つの鼻道を通ることによって大気が触れるフィルターの面積が大きくなります。たとえ冷気を鼻で吸い込んだとしても、鼻腔にある鼻道は外界からの悪者を排除して、きれいな大気（空気）を体内に取り込む精巧な加湿空気清浄機と言えましょう。

口呼吸では瞬時に１回の呼吸で多くの大気（空気）の出し入れができる利点があります。激しい運動の際は多くの酸素を一気に体内に取り入れ、早く二酸化炭素を排出し、多くのガス交換をする必要があります。激しい運動や長時間の運動で苦しくなってくると鼻呼吸ができなくなり「ハァー、ハァー」と口呼吸になります。しかし、口呼吸は鼻呼吸のようなフィルター作用がありません。口呼吸は多くのガス交換ができる一方で、体内に悪者が混入しやすくなるのでノドを痛めたり、風邪になりやすかったり、感染の危険が高まります。鼻呼吸が健康のために重要なわけは、外界からの悪者を直接体内に入れないためです。

チョット寄り道2

誤嚥性肺炎

高齢になると、誤嚥性肺炎《ごえんせいはいえん》といって、食べ物の一部が誤って肺に入り込み、その食べ物が原因で肺に炎症《えんしょう》が起きてしまうことがあります。飲み込む力が弱くなると起こります。また、夜間に口の中にある唾液が誤って気道に入り込む場合もあります。気管にフタをする喉頭蓋がしっかり働いてくれないとき、胃に行くべき唾液やモノが気管に入り込んで起きてしまいます。ゴックン！と一気に沢山のモノを飲み込もうとしても誤嚥が起きる場合もあるので、ドロドロした流動食を少しずつ飲み込むと誤嚥が起きにくくなります。しかし、「噛む」ことは唾液が出て消化が良くなること、脳への良い刺激になることなどの良いこともあります。

喉頭から気管と食道に分かれる気管の入り口には声門があります。声門は呼吸の際にリズミカルな開閉運動をします。吸気時は声門が拡大し、呼気時には狭くなります。

声が出る仕組みは、息を吐くときに声門にある声帯の開き加減と吐く息の量で声帯の震え方が変わり、声の大きさ、高低が決まります。

さて、気管は左右の気管支に分かれて右肺と左肺に吸息が流れます。左右の肺の間にある縦隔《じゅうかく》という空間に心臓が、左右の肺の直下に横隔膜が配置されています。

吸息は意識的な筋収縮を利用して大気（空気）を取り込むことで、胸郭《きょうかく》（肋骨《ろっこつ》）が上方・左右・前後に広がって肺が大きく膨らみます。これが「胸式呼吸」です。

吸息が大きくなれば大きくなるほど、横隔膜は下方に下がります。これが「腹式呼吸」です。（図2）

肩で息をするような胸郭の動きは「胸式呼吸」で、お腹が膨れてくる吸息は横隔膜が下がった「腹式呼吸」です。

呼息は、肺にある大気（空気）が排出されることで肺が小さくなります。意識して速く息を吐こうとしなければ、伸びたゴムが元に戻る弾性力《だんせいりょく》のように吸息前の状態まで戻ります。しかし、意識して息を吐こうとすると腹筋が重要になります。腹筋によってお腹を凹ませるようにすると、さらに横隔膜は上方に移動して肺にある大気（空気）は体外に積極的に押し出されます。横隔膜が動くことが想定されるような、お腹が膨らむ吸息、お腹がへこむ呼息は腹式呼吸と考えて良いでしょう。

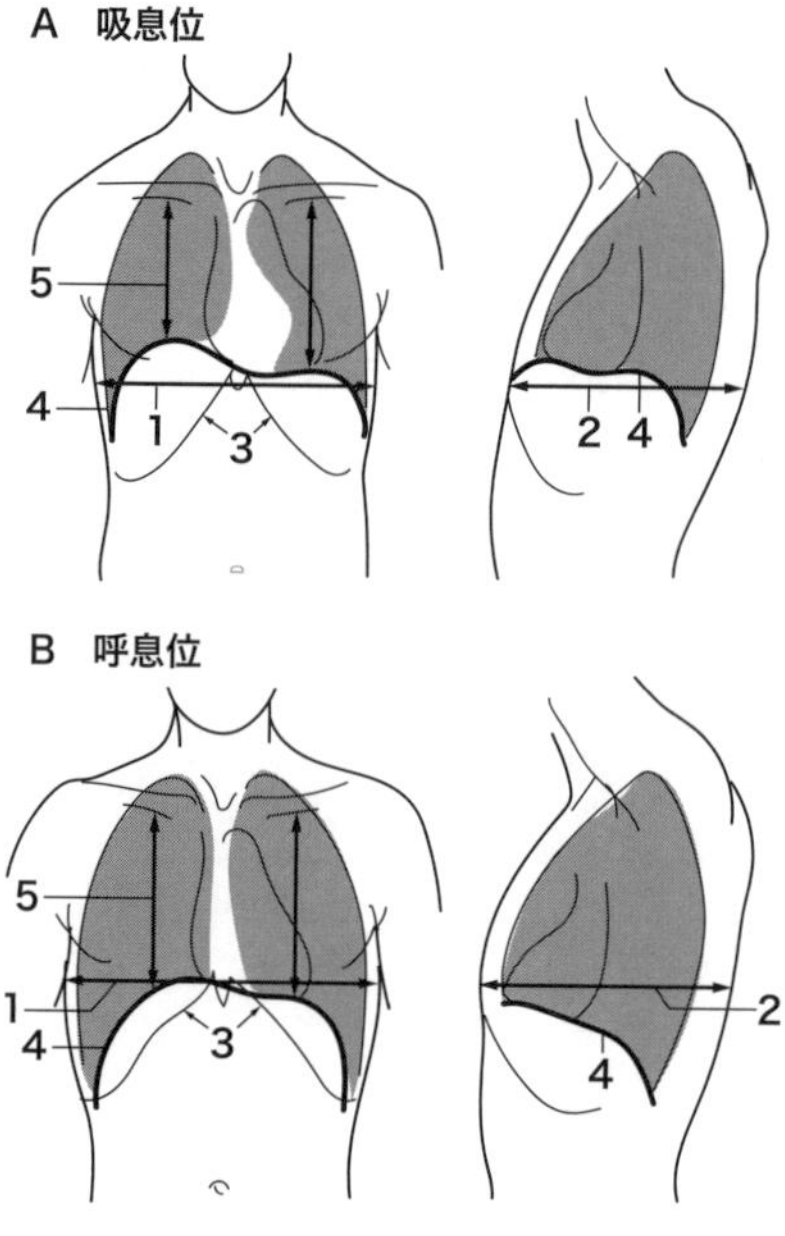

A,B 胸郭と横隔膜の呼吸位
写真とX線像を合成して描かれている

図２ 胸郭と横隔膜の位置関係
（A：吸気位、B：呼気位）

ここで注目すべきは、横隔膜は伸縮性があるかということです。実は、横隔膜の中心は伸縮性のない腱ですが、周囲全体は筋性部で構成されています。肺が大きく膨らむような持久性運動（ジョギング、ランニング、水泳、自転車など）によって横隔膜筋性部が大きく動くようになれば、ゴム風船のような肺が大きく膨らみやすくなります。

逆に、運動習慣がない人は横隔膜筋性部の柔軟性が少なく硬くなっていることが多いので、肺が大きく膨らもうとしても肺に大気（空気）の出入りがしにくいことがあります。当然ですが、持久性トレーニングが嫌いな人でも横隔膜を動かそうとする大きな腹式呼吸を練習することで横隔膜の柔軟性は獲得できます。カラオケのうまい人、大きな声が出せる人は横隔膜が上手に使えていると言えます。

そこで読者のみなさんも簡単な実験をしてみてください。

仰向けに寝て、一方の手を胸に、他方の手をお腹に置いて呼吸をしたとき、肩が上方に上がり胸に置いた手が大きく動く場合は胸式呼吸、お腹に置いた手が動く場合は腹式呼吸と考えて良いでしょう。（図３）

「深呼吸」といえばラジオ体操が思い出されます。「腕を前から上に大きく上げて、背伸びの運動から……」と、両腕を大きく回して胸を大きく広げる深呼吸は、首・肩周囲の筋肉を収縮させて、息を吐くことよりも息をたくさん吸うことを重視した深呼吸と言えます。

また、激しい運動をした後、早く酸素を体内に入れて回復させようとしますので、積極的に肩や胸郭を動かして大きな呼吸と呼吸数を多くすることで酸素を補おうとする「胸式呼吸」になります。肋骨の間にある肋間筋、首にある胸鎖乳突筋《きょうさにゅうとつきん》、斜角筋群《しゃかくきんぐん》が作用して、より多くの酸素を取り入れて身体を回復させようとします。

一方、自律神経機能からお話しすると、運動直後約1分間までは筋肉を使った「胸式呼吸」によって落ち着いてくるので自律神経の交感神経機能が抑制されて心拍数が減少します。運動直後約1分間以降は、横隔膜を使ったゆっくりと大きな呼吸に変えて、自律神経の副交感神経機能を高めて心拍数を減少させます。これは実験結果から確認されたヒトの運動直後の反応です。

運動直後1分間は交感神経が優先して大きく息をすることでより酸素を取り入れて心拍数が減少します。その後は交感神経よりも副交感神経が優先して働くことで、ゆっくりとした大きな呼吸となって心拍数が減少します。心拍数が減少する生理現象には、交感神経の機能抑制と副交感神経の機能亢進の2通りの仕組みがあるのです。（図4）

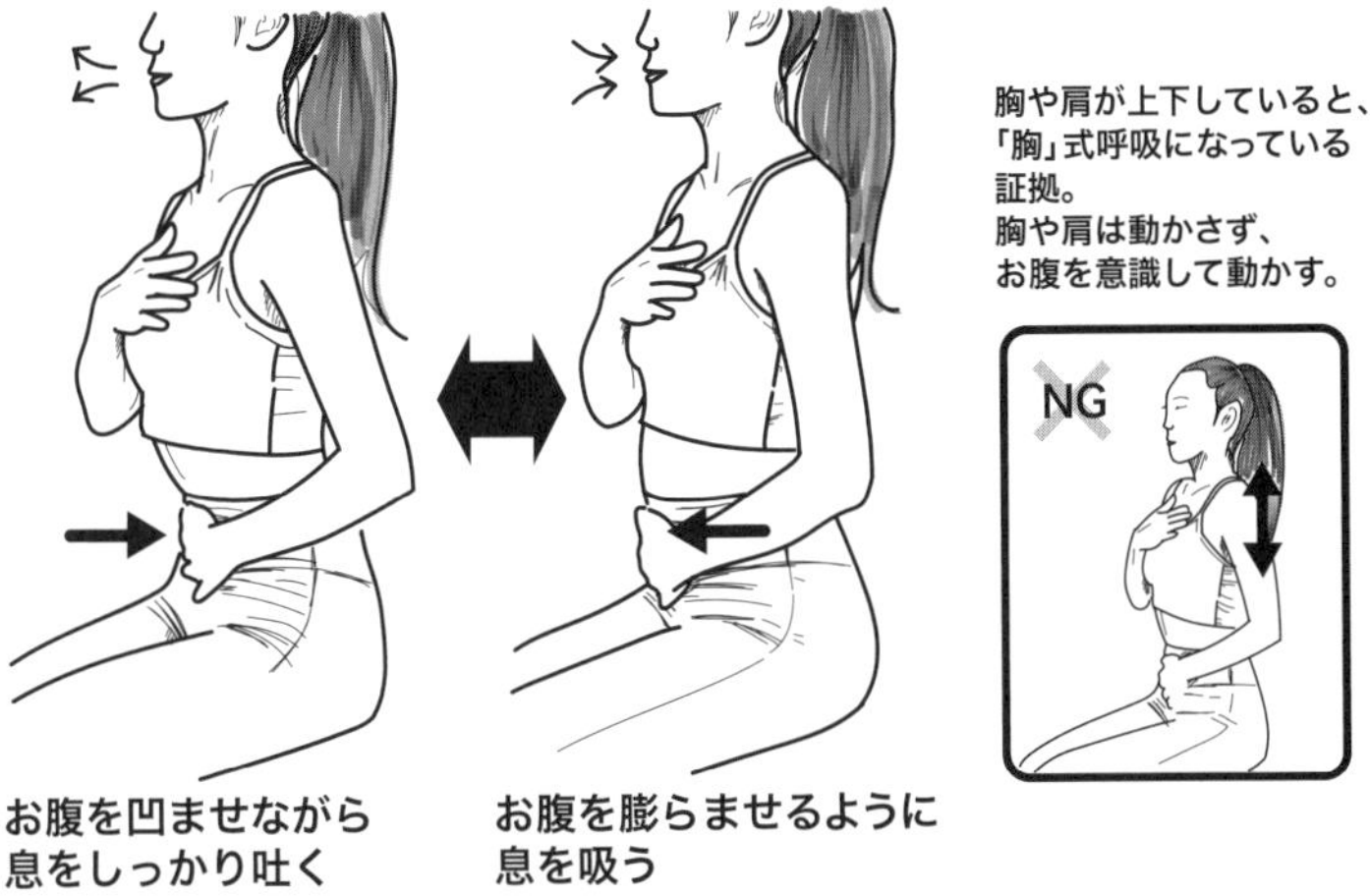
胸や肩が上下していると、
「胸」式呼吸になっている
証拠。
胸や肩は動かさず、
お腹を意識して動かす。
NG
お腹を凹ませながら
息をしっかり吐く
お腹を膨らませるように
息を吸う

図３　胸式呼吸と腹式呼吸の確認方法

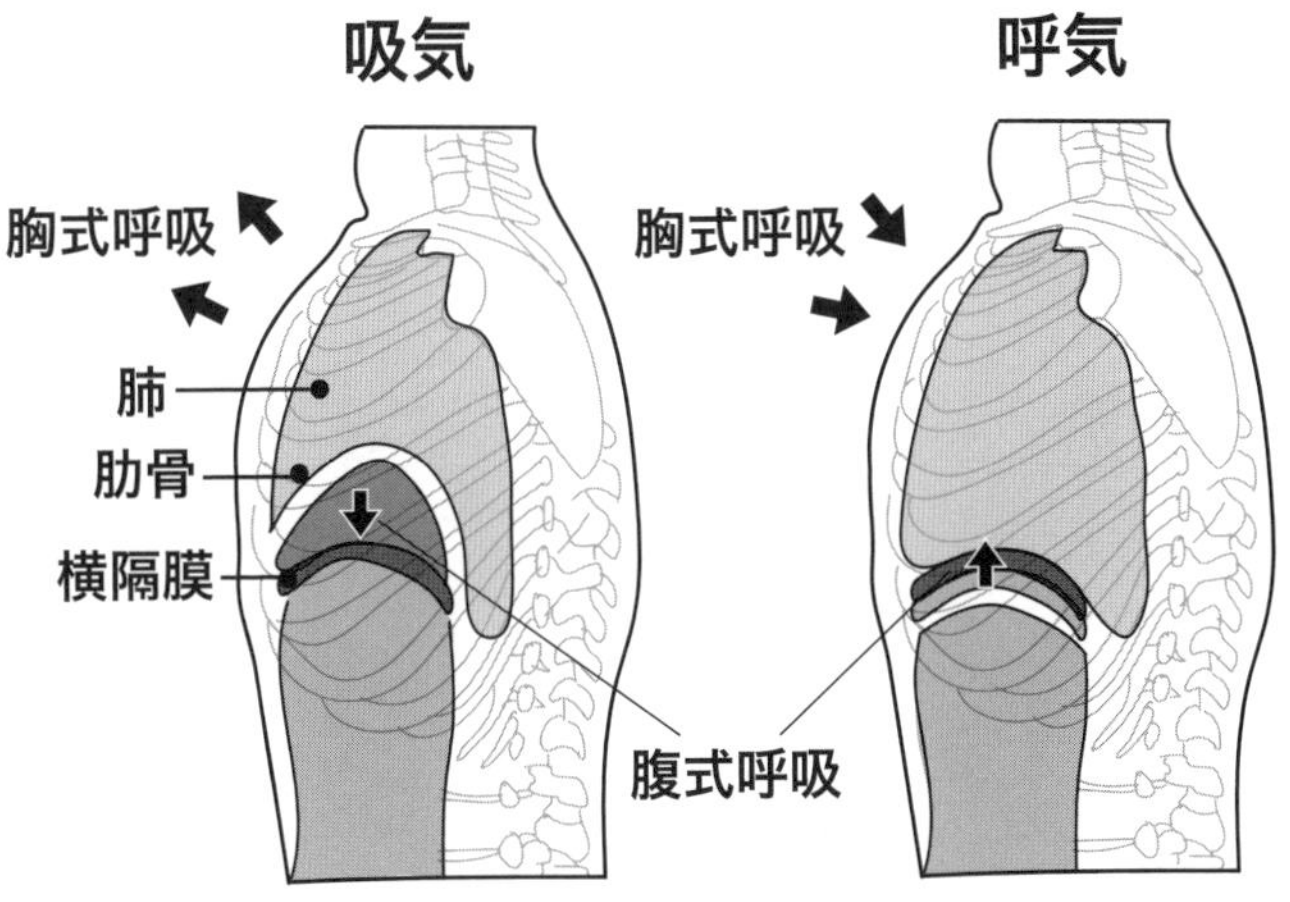
吸気
呼気
胸式呼吸
胸式呼吸
肺
肋骨
横隔膜
腹式呼吸

図４　胸式呼吸と腹式呼吸の模式図

チョット寄り道3
女性と新生児の呼吸

女性は腹式呼吸が苦手です。女性は妊娠してお腹の中の赤ちゃんが大きくなると横隔膜を下げられません。女性は身体的に横隔膜を下げることが難しいのです。だからこそ、出産のときは横隔膜を下げるように腹式呼吸が必要になってきます。

出産の際に提唱されているラマーズ法は、1952 年にフランスのラマーズ氏が開発した無痛分娩法です。「ヒッ、ヒッ、フー」というパターン化された腹式呼吸と身体の筋緊張を緩める弛緩法《しかんほう》の組み合わせで、日本では 1960 年代末から広がっていきました。

また、新生児や乳児も腹式呼吸です。これは肋骨の走行が水平に近く、胸部が大きく広がらないこと、肋間筋などの筋肉も未発達なためです。新生児や乳児は横隔膜による呼吸によって大きな声で泣いて「お腹がすいた」「おむつを変えて」と訴えます。大きな声で泣き続けて自分の危機的状態をアピールしても疲れないのが横隔膜による呼吸の特徴です。

3

呼吸筋（息を吸うときの吸息筋、息を吐くときの呼息筋）

上手に深呼吸ができない人ほど、

1. 筋の硬さがある

2. 部位によって硬さと柔らかさの差が大きい

3. 筋力の強さと弱さの差が大きい

4. 呼吸の仕方がわからない（胸式呼吸、腹式呼吸）

などが複雑に絡み合って姿勢が乱れています。

立った姿勢で理想のアライメント（骨の並び方）は図5のようになります。

「耳―肩峰《けんぽう》―大腿骨大転子《だいたいこつだいてんし》―膝―足の外踝《そとくるぶし》」を通過する床に対して垂直になる線になります。

猫背で背中が丸くなっている人は、頭の位置が前に出ているので耳―肩峰の位置が前傾

に傾きます。座位の理想のアライメントは、「耳―肩峰―大腿骨大転子」が床に対して垂直になる線となります。（図5）

　より大きく肺でのガス交換ができるようにするには、「吸息で肺を大きく膨らませ、呼息で肺を小さくする」ことを意味します。

　では、呼吸に使われる筋を整理して、どのような筋の働きで呼吸がおこなわれているかを確認してみましょう。

　主な吸息筋（息を吸うときに使われる筋）は横隔膜、外肋間筋、傍胸骨内肋間筋《ぼうきょうこつないろっかんきん》（内肋間筋の中でも胸骨近くの上位にある筋）、胸鎖乳突筋、斜角筋群です。（図6）

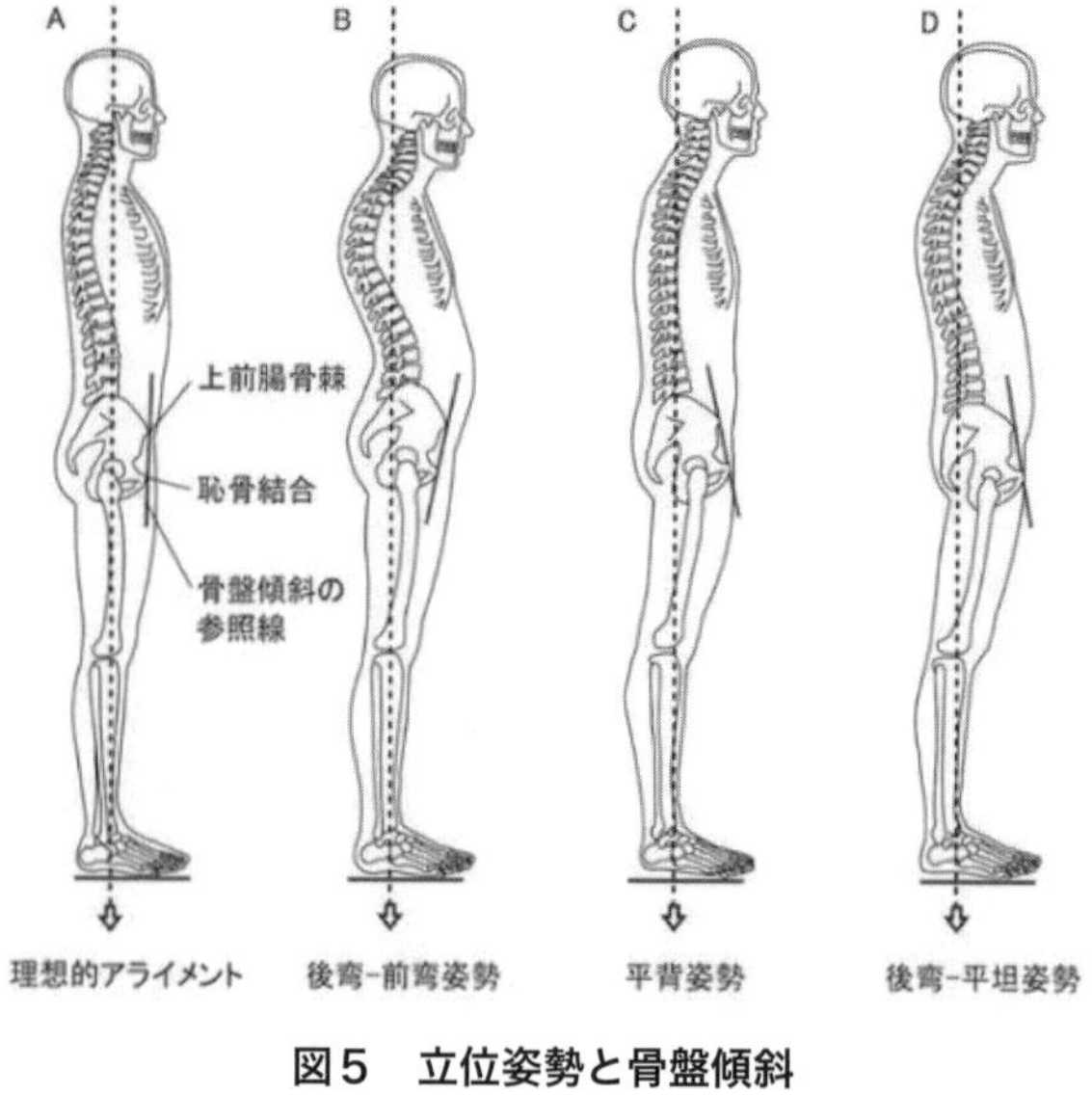

図5　立位姿勢と骨盤傾斜

横隔膜は呼吸に重要な役割があります。横隔膜の面積は約２７０平方センチメートルで、安静時の吸気では肺の膨らみとともに横隔膜が約1・5センチメートル下がるので容積変化は約４００ミリリットルとなります。1回換気量（1回の呼吸で肺に取り入れられる大気量）が約５００ミリリットルですから、横隔膜は1回換気量の約80パーセントに相当します。残りは、胸郭下部の前後左右の拡大によるということです。

深呼吸では横隔膜は6〜7センチメートル下がります。しかし、強度の運動による換気量の増大や努力呼吸の際には、頸部にある胸鎖乳突筋、斜角筋が吸息の補助筋として働いて鎖骨外側が上がり、肩が上がり、胸郭も広がり、吸息により大きく肺が膨らみます。

主な呼息筋（息を吐くときに使われる筋）は、内肋間筋、腹筋群（腹直筋《ふくちょっきん》）、腹横筋《ふくおうきん》、内・外腹斜筋《ふくしゃきん》です。しかし、安静時の呼息ではほとんど使われません。肺はガス交換を

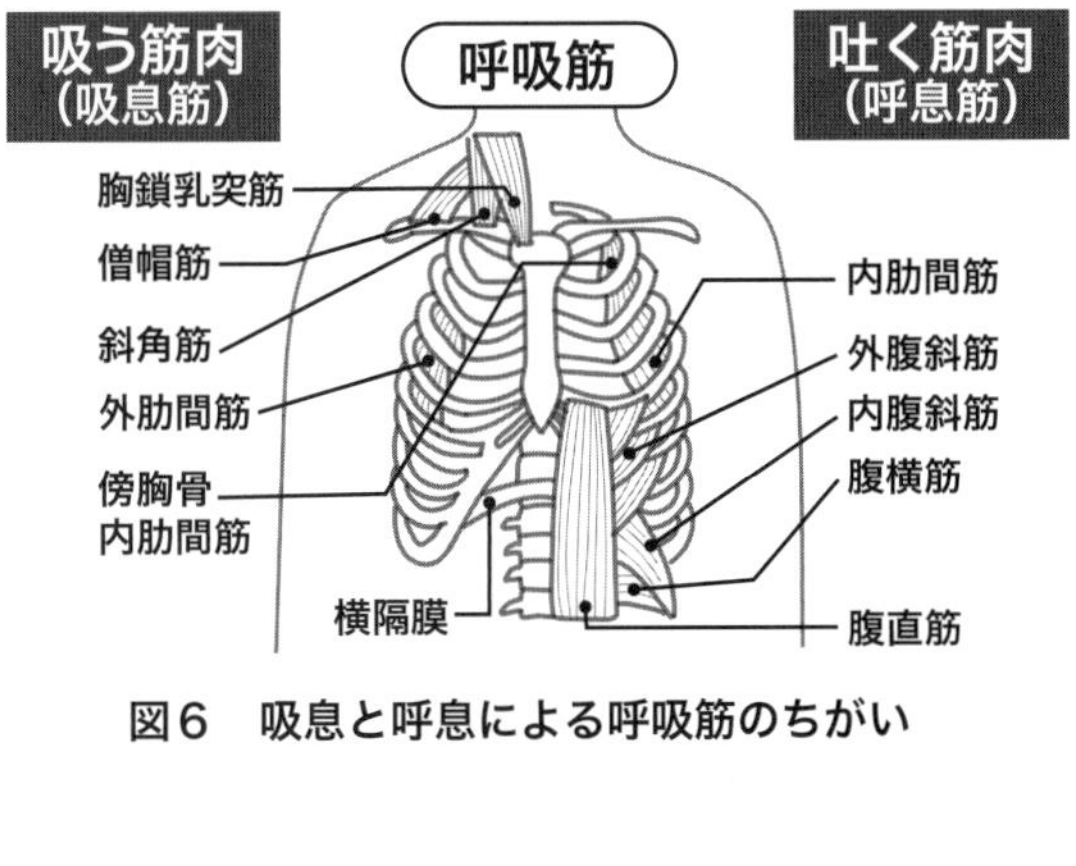

図６　吸息と呼息による呼吸筋のちがい

する単なる袋です。肺自体には筋肉がありませんので、肺だけで単独に膨らんだり縮んだりすることで呼吸することはできません。肺周囲の筋の収縮と弛緩によってのみ呼吸が成り立ちます。

安静時の呼息は、吸息筋により膨らんだ胸郭に関係する筋がゴムやバネのような弾性《だんせい》によって元に戻ることで息を吐くことになります。大きな「ため息をつく」ときは、意識して筋緊張をともないながら大きく息を吸ったあと、無意識に脱力するだけで自然に息を吐いているのです。

大きく息を吐こうとしてお腹を凹ませるときは、横隔膜が上方に移動し、肺を小さくして息を大きく吐くことができます。このときは横隔膜と横隔神経が直結して副交感神経機能を高めます。副交感神経は心と身体をリラックスさせるための神経ですから、横隔膜を使う腹式呼吸は、副交感神経機能を高めることによって心拍数を意図的に減少させて、リラックスできるのです。

しかし、ここで注意が必要です。腹筋などの筋肉を意識し過ぎる深呼吸は、筋収縮による交感神経機能が副交感神経機能の高まりを抑えつけることになり、息を吐くほどに呼気時心拍数が徐々に増加してしまう現象が起こります。深呼吸のグラフを心拍数と呼吸曲線で詳細に後述しますが、深呼吸を一生懸命すると筋収縮がともなうのでリラックスではなくて、逆に興奮してしまう場合があるのです。

焦る気持ち、不安な気持ちをリラックスする目的で深呼吸をするのですから、力一杯、無理をしてでも大きく息を吸い、大きく息を吐くのが深呼吸ではないのです。大きな肺のガス交換は副交感神経機能を高めることが実験結果から明らかになっていますが、息を吐くほどに「りきみ、もしくは筋収縮」をともなう場合は、交感神経機能を高めるので心拍数が上昇してしまうという結果になってしまいます。

つまり、深呼吸が深呼吸になっていない場合があるのです。

ここが私のお伝えしたい最重要ポイントでもあります。

チョット寄り道4

呼吸筋ストレッチ

これまでお話しした呼吸に関係する筋のストレッチングは、筋が大きく、ゆったりと動かせるようになるので、深呼吸がしやすくなります。「呼吸筋ストレッチ」と称して具体的方法もいろいろ掲載されていますが、要するに呼吸に関係する筋のストレッチングですから特別なものではありません。これまでにご紹介した筋を伸ばせば良いのです。ストレッチング（stretching）とは、stretch+ing、「伸ばす＋続ける」ということです。呼吸は止めてはいけません。ストレッチングは筋を伸ばし続け、呼吸も続けるのが基本です。ゆったりと同じ姿勢で筋を伸ばし続ける静的ストレッチング（スタティックストレッチング）もあれば、反動を利用したリズミカルな動的ストレッチ（バリスティックストレッチング、ダイナミックストレッチング）があります。代表的なバリスティックストレッチングはラジオ体操です。また、姿勢に関しては、臥位、座位、立位による姿勢変化と道具を使用したさまざまなアレンジができます。「これが呼吸筋ストレッチ」と決まった手法では無いことを心にとめておいてください。さまざまな書籍に掲載されている「呼吸筋ストレッチ」は手法もさまざまなので、“どれが本当の「呼吸筋ストレッチ」？”と、不安になることもありません。情報過多の現在では、現在の自分にふさわしいストレッチングは何かと悩むことはあるでしょう。しかし、手法の違いよりも本質を見極めてください。深呼吸の際に息を吸えないのか、吐けないのかによってストレッチングをすべき筋の選択ができますから、ストレッチングの方法が決まってきます。まず自分には何が不足しているかを見極めて、できることからやってみることが大事です。また、立位より座位、座位より臥位のほうが余計な筋収縮が無いのでリラックスしやすい利点があります。室内、屋外、晴天、雨天、寒い冬、暑い夏によっても変える必要があります。

基本としての「型」はあっても、“自分の姿勢を正す！　自分らしさを取り戻す！”手法には「型破り」が必要です。皆さんそれぞれ心と身体の状態が違いますから、ストレッチングの基本に基づいていれば、形にこだわることはありません。これさえすれば深呼吸が上手にできる「呼吸筋ストレッチ」になるというモノでもありません。個人差を考慮したストレッチングが重要です。かなり硬い人、硬いところもあれば柔らかいところもある人など、個性豊かな人が同じストレッチングをしても効果のバラツキが大きく、継続する意欲も無くなる場合も考えられますから、一緒のことをするのは余り意味がないと思います。

4 筋の分類と自律神経

身体にある筋組織は①横紋筋《おうもんきん》（骨格筋）、②平滑筋《へいかつきん》（内臓筋）の2種類ですが、横紋筋と平滑筋の特徴をあわせもつ心筋《しんきん》との3分類から骨格筋、内臓筋、心筋に分類できます。（表1）

骨格筋は大脳の運動野から体性神経に命令が伝達され、意識して筋収縮をコントロールできることから随意筋《ずいいきん》とも呼ばれています。筋組織を顕微鏡で観察すると横紋模様が見えるので横紋筋組織と呼ばれます。平滑筋は主として内臓にある筋なので内臓筋と呼ばれ、自律神経支配によって機能しているので意識的に調節することはできない不随意筋《ふずいいきん》と呼ばれています。

骨格筋は強い筋収縮を可能としますが、長時間は働けませ

表1　筋の分類

分類	機能	所在	筋組織	収縮	支配神経
骨格筋	体全体、手や足を動かすときに使われる筋肉	骨格	横紋筋	随意	体性神経
心筋	心臓を動かす筋肉	心臓	横紋筋	不随意	自律神経
平滑（内臓）筋	血管、消化管、気管支壁などを主として内臓にある筋肉	主として内蔵	平滑筋	不随意	自律神経

ん。マラソン選手は約2時間走り続けますが、一般の方で5時間、8時間で完走する方もいます。しかし、それを毎日、何十年と続けることは困難なことでしょう。

内臓にある平滑筋は強い筋収縮はできなくても長時間の筋収縮を可能とします。食事をして胃で分解し、腸で栄養を吸収するのに数時間でも働き続けます。胃で分解する時間は平均2、3時間、脂肪分の多い天ぷらなどは4、5時間かかります。小腸は6～7メートルありますが、内側にある粘膜の大きさはテニスコート1面くらいとも言われています。胃から送られてきたモノは5～8時間かけてさらに細かく分解し吸収します。その後、大腸1・5メートルで15～20時間をかけて水分を吸収し、便として排出されます。この長時間の筋収縮が平滑筋の特徴です。

心筋は一般には意識してコントロールはできません。不随意筋で自律神経支配を受けていますが、骨格筋と同様に横紋筋です。心臓は生まれてから死ぬまで働き続けますが、一般的には1日約10万回も鼓動しています。呼吸は1日約2万回です。

しかし、私が本書で明らかにしたいことは、**意識した正しい深呼吸は心臓の機能をコントロールできる**ということです。このことを順序良く解説していきます。

まず、それには神経と筋の関係が重要になります。

5　中枢神経：全身の最高司令官

心と身体は神経の命令によって機能しますので、神経支配の全貌を確認しておきましょう。

神経は大きく中枢神経《ちゅうすうしんけい》（脳、脊髄）と末梢神経《まっしょうしんけい》（脳神経、脊髄神経）の2種類に分類されます。

中枢神経は最高司令官として心と身体を最善の状態で働けるように末端組織に命令する神経です。末梢神経は中枢神経の命令を末端組織に送る（遠心性《えんしんせい》）と同時に、末端組織で刻々と変化する情報を中枢に連絡（求心性《きゅうしんせい》）します。

中枢の脳（大脳、間脳（視床《ししょう》・視床下部《ししょうかぶ》）、脳幹《のうかん》（中脳・橋《きょう》・延髄）、小脳）、脊髄についてお話しします。（図7）

中枢神経	**脳**	大脳、間脳（視床・視床下部）、脳幹（中脳、橋、延髄）、小脳
	脊髄	頚髄、胸髄、腰髄、仙髄

図7　中枢神経の分類

大脳は外側溝《がいそっこう》、中心溝《ちゅうしんこう》、頭頂後頭溝《とうちょうこうとうこう》の3つの深い溝で4つの領域に分かれて、精神と肉体を制御する中枢神経の最高位として位置しています。大脳の表面は大脳皮質でおおわれていて、前頭葉は言語、精神、運動の領域、側頭葉は聴覚（音声や文字の意味を把握）、嗅覚の領域、頭頂葉は身体各部の感覚情報のまとめ役、視覚的空間処理の領域、後頭葉は視覚、色彩認知の領域です。（図8）

間脳は視床と視床下部からなり、視床は嗅覚以外のすべての感覚情報を大脳に伝える中継点で、視床下部は自律神経系、内分泌系を制御し、生命維持や体内環境をつかさどる中枢です。（図9）

脳幹は中脳、橋、延髄からなり、中脳は無意識に運動する神経系と深い関係にあります。橋は全身の筋運動をコントロールし、顔面運動、咀嚼《そしゃく》運動、呼吸運動に関係します。延髄は、脳幹の最下層にあり、脊髄につながります。心臓の拍動や血圧調節をする基本的な生命活動に関係する重要な中枢です。

脳幹全体には網様体が広がり、呼吸・循環の中枢として意識や覚醒、睡眠調節にも深く関係しています。

脊髄は脳から両腕・両脚（四肢：上肢・下肢）へ運動神経によって筋活動の命令を伝達

し、四肢からは感覚神経（知覚神経）による情報を脳への伝達するほか、脊髄自身が反射運動として一定のパターン運動をします。

また、脊髄は末梢神経の自律神経とも深く関係し、交感神経は第1胸髄《きょうずい》から第3ないし第4腰髄《ようずい》の左右に配列して各内臓および血管や汗腺など全身に分布しています。

副交感神経は脳幹および第2～第4仙髄から全身の各臓器を支配しています。

このように中枢神経は全身が円滑に機能するように命令を送ります。

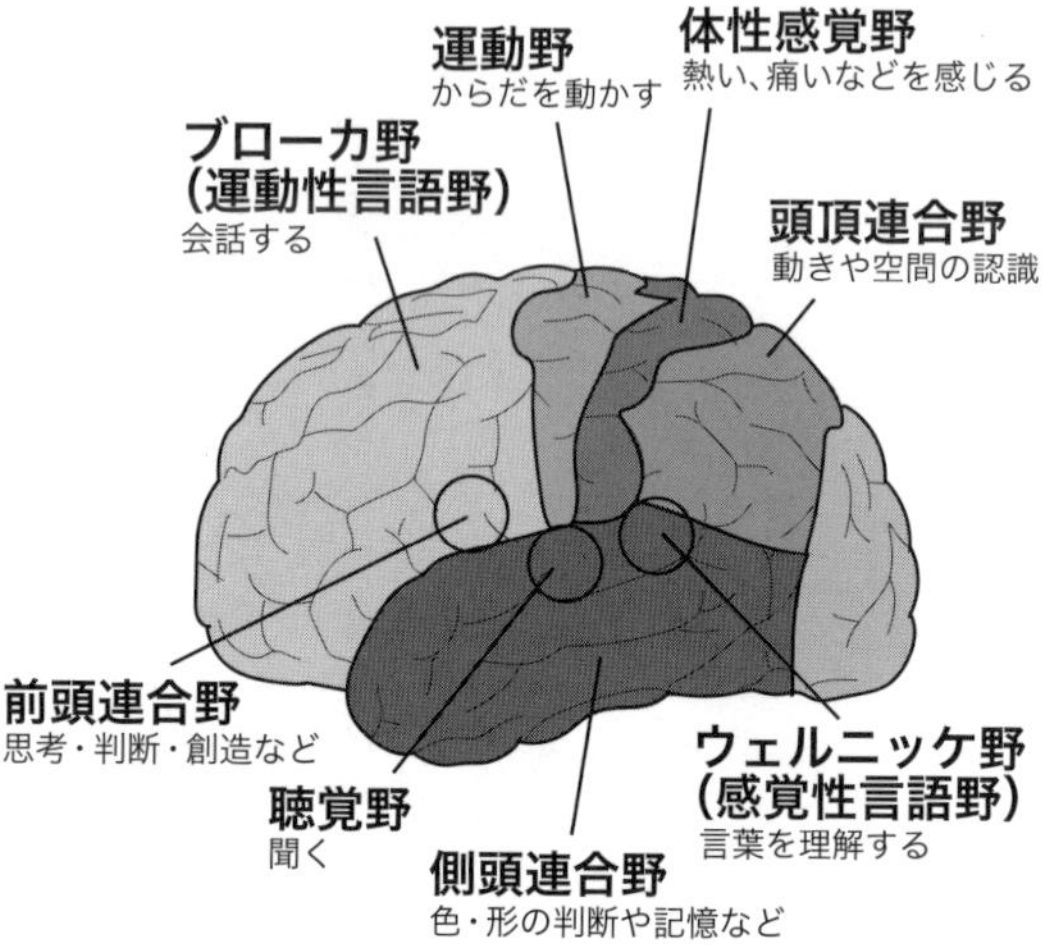

図8　大脳のはたらき

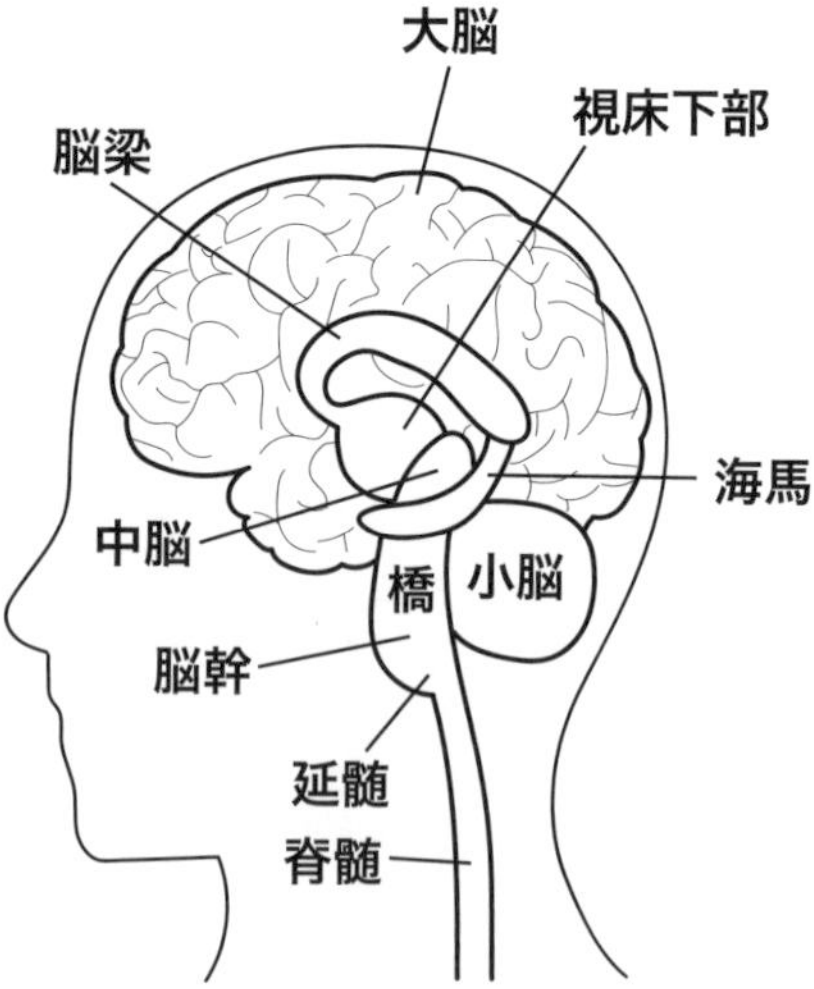

図9　中枢神経の位置関係

6 末梢神経：体性神経・自律神経

末梢神経のうち脳神経は中枢神経の脳から左右に12対《つい》、脊髄神経は脊髄から左右に31対あって、脳と末端組織まで網の目のように結ぶ神経の連絡網があります。

末梢神経により末端組織の情報が中枢神経に送られると、中枢神経は再度適切な命令を末端組織に送ります。これをバイオフィードバックといって、刻々と変化する状況に心と身体が対応できる仕組みになっています。

しかし、画びょうを踏んでしまったときなどを想像してみてください。

痛みのために無意識に足を引っ込めるでしょう。身を守るためにその場を避けなければならない緊急事態が発生した場合は「脊髄反射」といって、大脳まで情報を伝えずに脊髄から末梢神経に即座に連絡が行き、筋収縮が起きます。

この末梢神経の働きは、体性神経と自律神経の2つに分類されます。

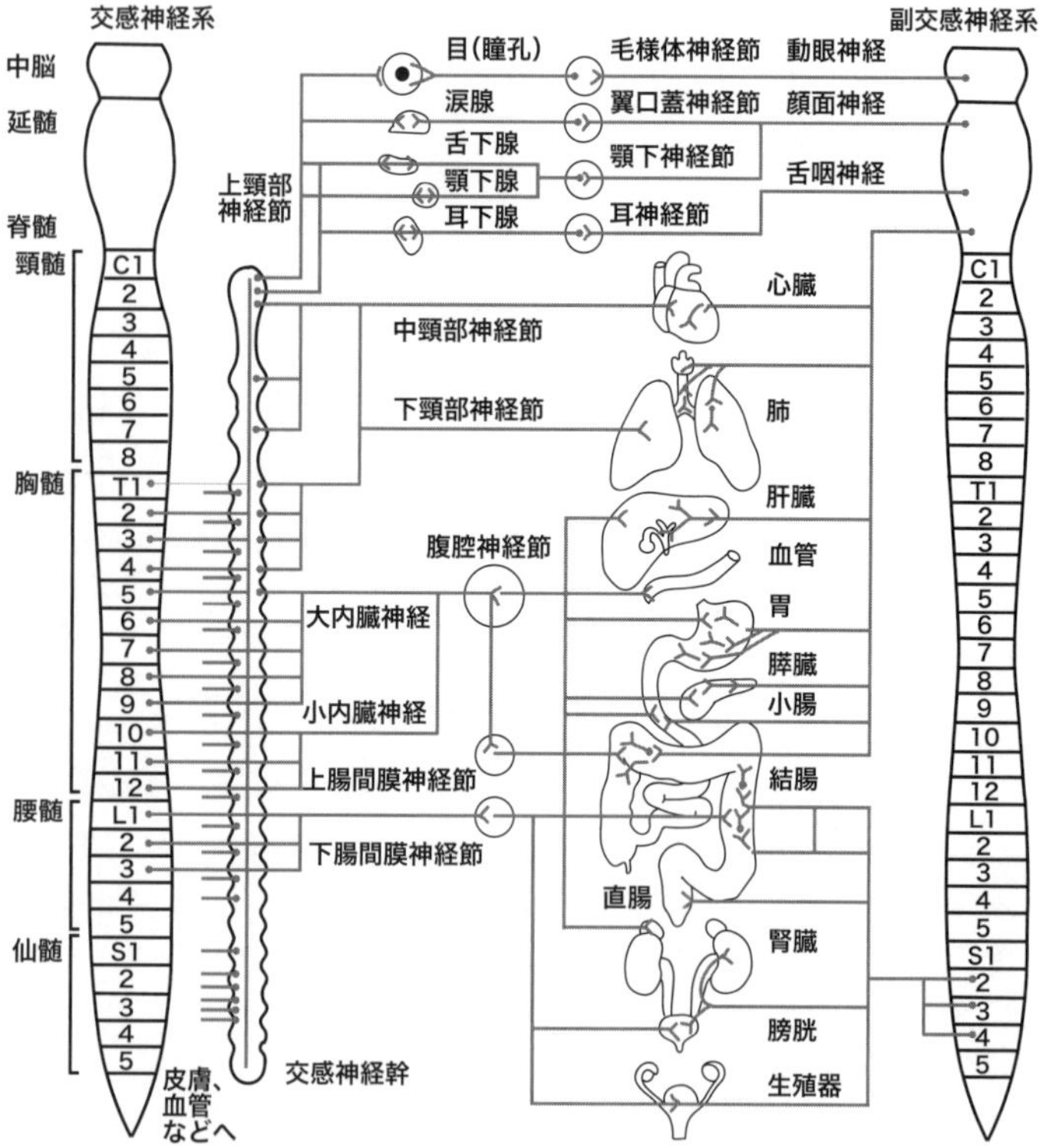

図10　全身に張り巡らされている自律神経

体性神経は意識的・随意的な心と身体の制御に関わる神経であり、自律神経は無意識・不随意的に関わる神経で、生体にとって最も基本的営みである呼吸、循環、消化、吸収、排泄、代謝、体温維持、分泌、生殖、睡眠などに関わる神経です。

体性神経とは特殊感覚受容器（目は視覚、耳は聴覚、平衡感覚、鼻は嗅覚、舌は味覚）、内臓、脳以外の身体組織である皮膚、粘膜、筋、腱、骨膜、靭帯《じんたい》などにあるさまざまな体性感覚受容器（温覚、冷覚、触・圧覚、痛覚、振動覚など）で情報収集し、感覚神経（知覚神経ともいう）で中枢に送られます。これを求心性神経伝達と言います。

求心性とは末端組織から中枢に情報が送られることを言います。末梢から伝達された情報は脳・脊髄（中枢）でどうすべきか判断されて、新たな命令が脳から運動神経によって末端組織に伝達されます。この神経伝達を遠心性神経伝達といいます。遠心性とは中枢から末端組織に情報が送られることを言います。

自律神経においても無意識に起こる体内の内部環境変化の情報を内臓求心性神経によって中枢に伝達します。この神経伝達は求心性神経伝達といいます。（図10）

自律神経の一例ですが、食事によって胃腸に食物が入ると内臓求心性神経によって情報を中枢に伝達し、中枢神経から末端組織、各臓器には遠心性に命令が伝達されて消化、吸収が始まります。しかし、消化・吸収は心と身体に悪影響を及ぼすと認識した場合は、嘔吐か下痢によって早急に体外に排出しようとします。

また、無意識の中で攻撃的、積極的な活動が命令されたときは交感神経が働き、冷静さが必要なときは副交感神経が働きます。夜眠る際は昼間より呼吸は大きくゆったりとしたリズムになり、疲労が解消できるように中枢から遠心性に副交感神経機能が高まるように命令が送られます。早朝には目に光が入ることによるメラトニンの作用により起床と共に戦闘モードになると遠心性に交感神経機能が高まり、心臓がドキドキして活動的になります。

こうした脳・脊髄の中枢と各内臓や筋などの末端組織を結ぶ抹消神経との関係が図11になります。

解剖学的分類

- 末梢神経
  - 脳神経
  - 脊髄神経

生理学的分類

- 末梢神経
  - 体性神経系
    - 求心性神経ー感覚神経
    - 遠心性神経ー運動神経
  - 自律神経系
    - 求心性神経ー内臓求心性神経
    - 遠心性神経
      - 交感神経
      - 副交感神経

図11　末梢神経の解剖学的・生理学的分類

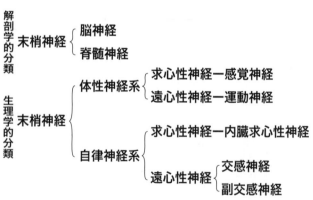

7

体性―自律神経反射

皮膚、筋、腱などに鍼灸、あん摩、マッサージ、指圧、各種電気刺激などを加えることで心と身体はリラックスします。これが体性―自律神経反射です。

皮膚には体性感覚受容器（温覚、冷覚、触・圧覚、痛覚、振動覚など）が分布していいます。各種刺激が体性感覚受容器で反応して、その情報が感覚神経（知覚神経ともいう）で脊髄に求心性に情報伝達されます。すると脊髄から反射的に遠心性に情報が伝達され、各臓器・筋組織などが本来あるべき状態になるように新たな命令によって心と身体の機能が高まるのです。

「体性―自律神経反射」の一例ですが、軽く手を皮膚に添えるだけで筋は緩みます。軽く肩をさするだけで筋は緩みます。軽く首を揉むといびきをかいて寝る人もいます。食べ過ぎて胃がむかついて、苦しくなったときに背中をさする皮膚刺激で楽になることもあります。胃が痛い、左の肩がこる、歯が浮くなどの症状が発症し、気になる部位に手を当て、さすったり叩いたりしていたら症状が消失し、後日病院に行くと心電図異常で狭心症だったということもあります。

胃の悪い人には、胃に鍼を刺しません。心臓の悪い人に鍼を心臓に刺しません。目の悪い人に鍼を目に刺すことはしません。さまざまな症状には特徴があって、その特徴に合わせて皮膚もしくは筋に鍼を刺すと、胃や心臓や目が回復することがあります。もちろん症状の程度にも関係しますから、効果・効能には限界があります。

鍼治療でなくても「体性―自律神経反射」による効果はあります。体性感覚受容器（温覚、冷覚、触・圧覚、痛覚、振動覚など）に対する刺激が心と身体の回復に有効であることは古くからわかっています。（図12）

1940年代にはすでにマーガレット・ルードが脳性麻痺の子供や脳卒中による中枢神経障害で手足の不自由な人に対して、刷毛《はけ》による皮膚刺激、氷を使った皮膚の冷却によって筋の収縮と弛緩の改善を報告しています。

江戸時代の鍼治療の手法の中では、虚弱な小児や高齢者には鍼を筋に刺さずに鍼で皮膚をこする皮膚刺激が始まっていました。

こうした物理刺激は体性―自律神経反射を利用した医療現場の実際です。自律神経反射は深呼吸からも起きることはわかっています。その最大の理由は腹式呼吸による副交感神経機能を高めて、興奮している心と身体を冷静で落ち着いた状態に方向づけることにより、心拍数の減少に導くことができるためです。

スポーツ現場では一般的によく見られる深呼吸の場面がありま す。サッカーでのペナルティキック、バスケットボールのツースロー、ゴルフでの最終ホールで優勝が決まる最後のパット、最後のバッターを迎えるピッチャー、一打逆転のチャンスが来たバッターなど、興奮して心臓はドキドキ！　筋緊張が高まってしまうと、いつも通りに身体を動かすことができなくなります。余計なことを考えて自分で緊張感を高めてしまうこともあります。普段当たり前にできていることができなくなる瞬間はスポーツ場面でよく見られます。プレゼンテーションなど大勢の前で話す前の不安感から生じるドキドキも同様です。

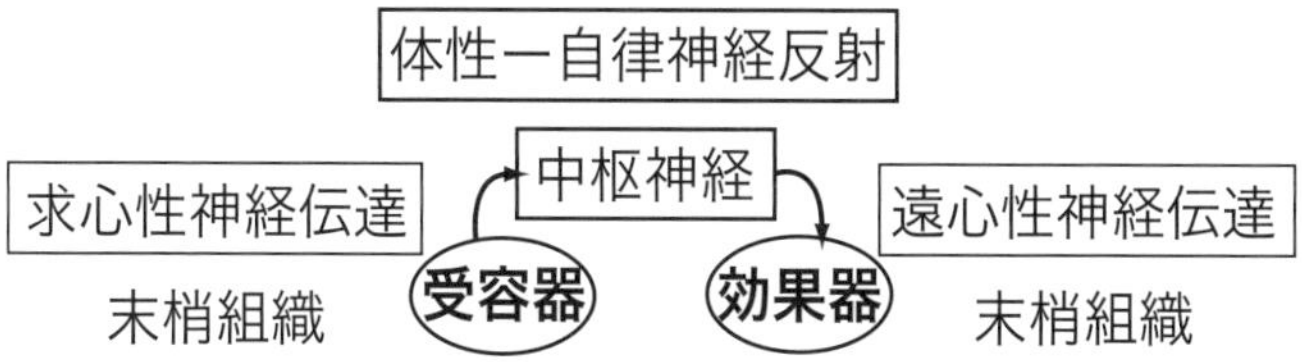

図12　体性―自律神経反射の模式図

しかし、人は瞬時に変われるのです。深呼吸を極めていくと心・意識と身体が一体となって、副交感神経機能を高めることにより心拍数が減少し、筋緊張が消失し、瞬時に落ち着いていつもの自分に戻れます。

8 3つの呼吸中枢

そもそも動物の生命維持のために身を守るには「戦うこと、逃げること」のどちらかしかありません。究極の選択に迫られたときにはいずれにせよ心理的にも身体的にも準備段階としてドキドキして、すぐに動ける体制になります。心と身体の状態は積極的な自分の判断でおこなう場合もありますが、周囲の環境変化によって自分を変えざるを得ない場合もあるでしょう。いずれにせよ、呼吸・循環は速やかに対応します。

この自動制御装置が自律神経の役割です。心と身体が平穏で安定した状態でいられるのは、自律神経が刻々と変化する状況に対応しているからです。

しかし、この自律神経にも年齢、基礎体力、個人差などの影響で能力の限界があります。心と身体が能力以上にストレスを受けた場合には「戦うこと、逃げること」も瞬時に対応ができません。そんなときは心と身体の過剰反応、もしくは機能不全となります。これが自律神経機能の調子を失った状態です。

例えば、明日は試合の決勝戦。①勝ちたいが勝てるだろうか。不安でたまらない。②興奮して眠れない・食欲がない、③便秘もしくは下痢、④興奮したやる気は筋の過緊張となり力が抜けない、⑤あきらめた感情は筋のゆるみとなり力が入らない、というさまざまな感情と症状に陥る場合もあります。

このような心と身体の状態を日本人は古くから呼吸の状態に置き換えて上手に表現してきました。呼吸（息）が生活の中の有り様に浸透していることがよくわかります。

1. 一息つく………物事の途中でひと休み
2. 息を凝《こ》らす……呼吸を抑えてじっとしている
3. 息を殺す………呼吸の音もさせないで、じっとしている
4. 息が詰まる……緊張し過ぎて、息苦しくなる
5. 息をのむ………恐れや驚きで一瞬息を止める
6. 息を吹き返す…ダメになりそうだったモノが立ち直る

7. 息をひそめる…そこにいると気づかれないように、じっとしている
8. 鼻息が荒い……強気で威勢がよい
9. 息が合う………物事をおこなう調子や気分がぴったり合う
10. 息がかかる……有力者から後援や支援を受ける

こうした慣用句から読み取れることは、さまざまな状況での呼吸は心理状態と身体状態を同時に表現していることだとわかります。心理的なストレスによる緊張状態は呼吸の仕方だけでなく、身体的緊張にもつながっていくものだということです。

また、調子の良い身体的状態では、呼吸の乱れもなく、穏やかな様が表現されています。落ち着いた状態、緊張状態、積極的な状態などの気分、ムード、感情が呼吸状態に反映されています。

実は、脳の中のどこから命令を出しているかによって、呼吸に違いがあることがわかってきました。命令する脳の場所によって代謝呼吸、情動呼吸、随意呼吸とそれぞれ呼吸が違うことがわかってきたのです。（図表13）

通常の呼吸は脳幹にある延髄を中枢として、日常生活に必要な酸素を供給するための代

謝呼吸がおこなわれています。買い物の帰りに荷物を持って帰るときは筋肉に酸素が必要です。重いものを運ぶのであれば、それだけ酸素を必要とするので心拍数も増加します。体内で必要な酸素の量は休息状態、もしくは運動時などの活動状態によって異なります。状況変化によって末端組織に必要な酸素を動脈にある化学受容器・肺の伸展受容器によって中枢に情報伝達し、必要な酸素を送るように脳へ情報が伝達されます。脳に送られた情報は再度処理されて、呼吸中枢は呼吸筋へ指令が送られ、呼吸回数、呼吸の深さも決まります。刻々と変化する状況において、消費エネルギーは二酸化炭素CO_2／O_2酸素で表わす呼吸商で計算できます。このように無意識におこなっている呼吸はエネルギー代謝を主とした代謝呼吸によって、生命維持活動がおこなわれています。（図表14）

一方、情動呼吸は、大脳辺縁系の偏桃体が中枢となって、喜怒哀楽の感情によって呼吸

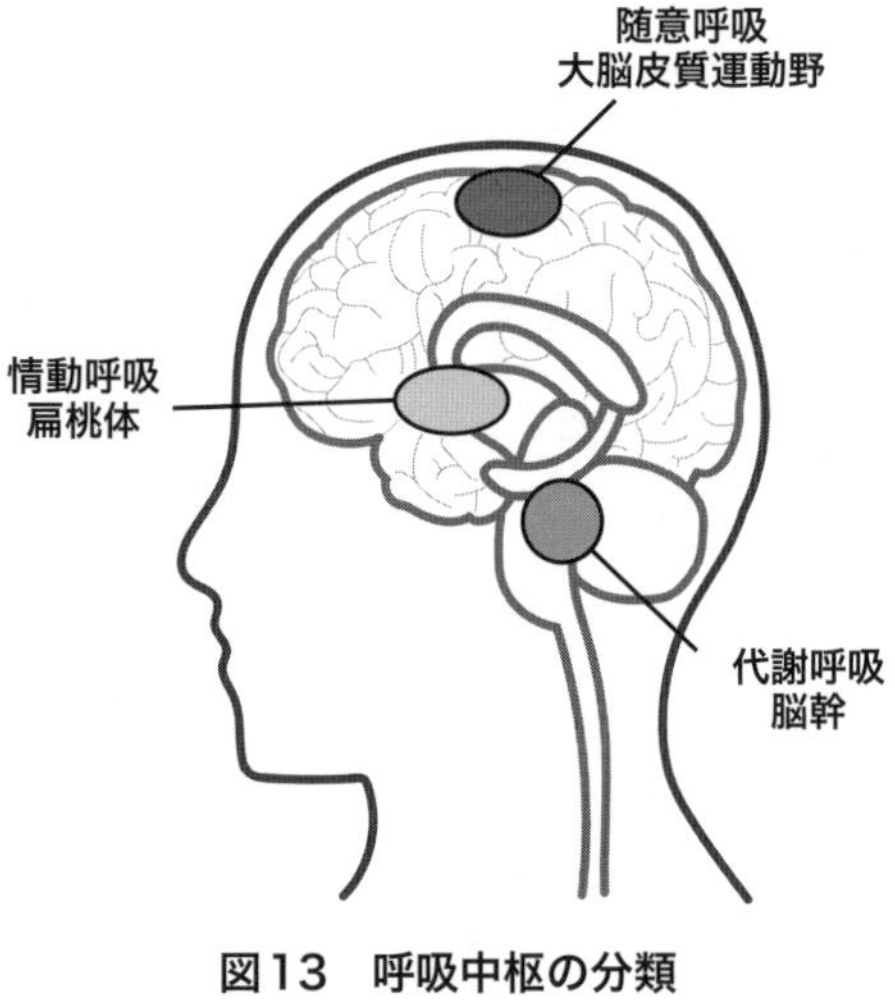

図13　呼吸中枢の分類

が変化することが考えられています。また、外界のさまざまな情報は目からの視覚情報、耳からの聴覚情報、鼻からの嗅覚情報、皮膚からの触覚、圧覚、痛覚など、感覚受容器を通して求心性に脳もしくは脊髄に情報が伝達されます。とくに不快・不安・恐怖を感じた体験や生命に危険が起こる重大なマイナス情報は脳の偏桃体に記憶として強く蓄積されます。再度、同じような状況が目の前で起これば、すぐにその場を立ち去ることで生命の危機から逃げ出すためです。

しかし、逃れられない状況のときは、偏桃体にある記憶と比較して身体症状が大なり小なり発症することがあります。同様の場面が目前に起きた際は、心拍数が増加し、呼吸が浅くな

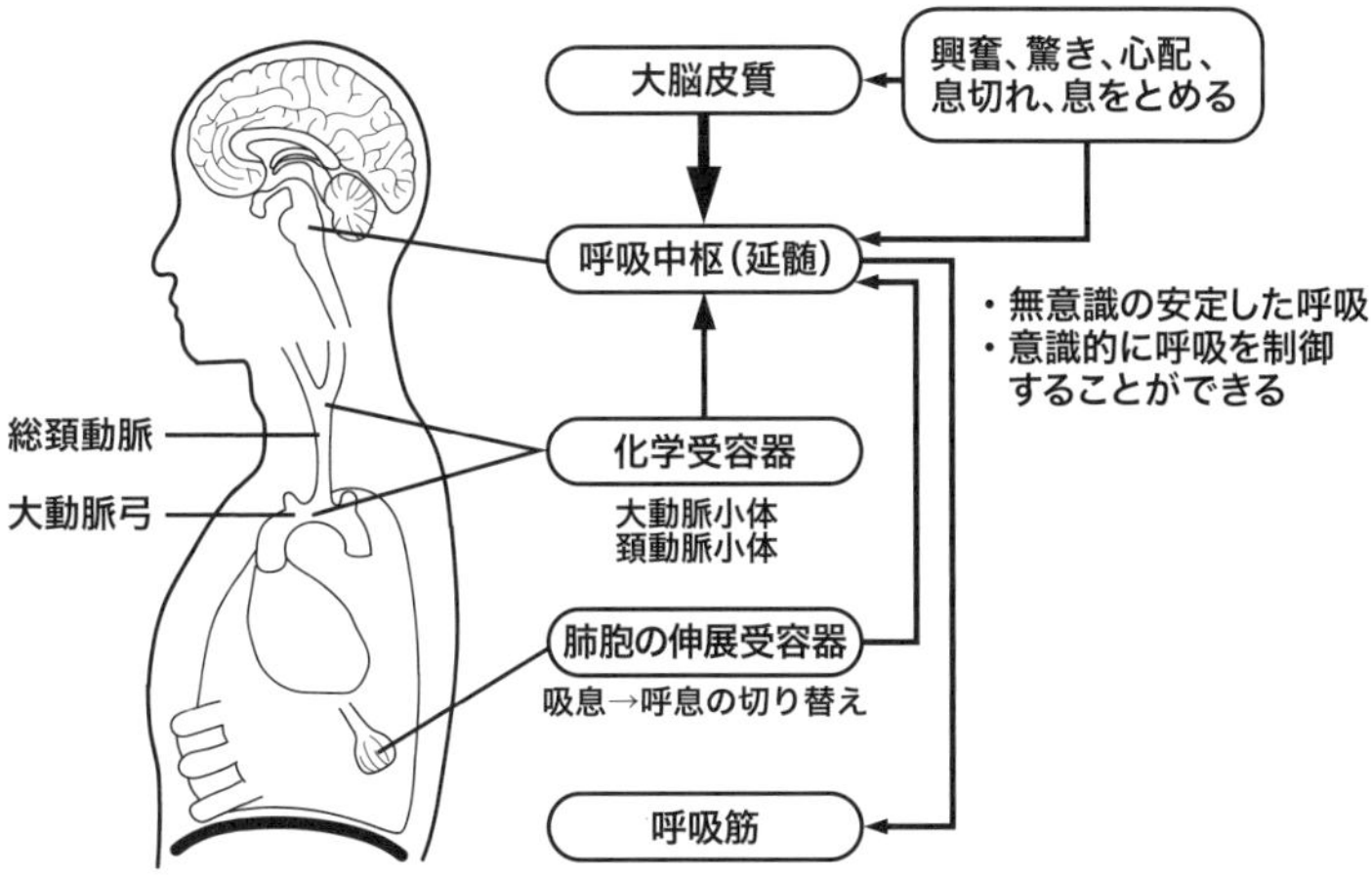

図14　中枢神経の命令による呼吸の関係

り、もしくは興奮して鼻息が荒くなったり、不安で息が詰まったり、筋緊張が起こり、勝手に心と身体が動き始めます。症状増悪の場合は頭痛、吐き気が発症し、通常の自分でいられなくなることもあります。自分の身の安全のために、その場を逃れるように身体症状が発症するのです。ですから、どんな些細な事柄でもその人にとっては命に関わる重大事件になることがあるということです。

「オリンピックに魔物がいる」は、メダル獲得間違いなしとマスコミにあおられ、期待されたサラエボ・オリンピック、スピードスケートで10位に沈んだ黒岩彰選手の試合後のコメントです。

偏桃体は気分・感情・情動を記憶する中枢です。勝ちたい欲求という内部環境の変化、また周囲の過剰な期待、戦況による外部環境の変化などが選手のストレスとなり、偏桃体が興奮し、体性―自律神経反射により筋収縮が過緊張を生じさせる場合もあれば、筋の弛緩により力が入らなくなる場合もあります。偏桃体に蓄積された過去の不快な記憶は、状況によって思い出されるフラッシュバックとなって、不快・不安・恐怖による感情の高ぶりが呼吸を浅くさせ、心拍数を増加させ、筋の過緊張となります。このときの呼吸が「情動呼吸」です。

しかし、意図的なゆっくりとした大きな深呼吸による随意呼吸は、大脳皮質運動野を中枢として副交感神経の機能を高めることにより心と身体のストレスを改善させ、平常心を取り戻すスイッチとなることが考えられています。

一方、無意識におこなわれている代謝性呼吸・情動性呼吸に対して、自分の意思で呼吸をコントロールすることにより、本来あるべき自分に意図的に戻すための呼吸が「随意呼吸」です。随意呼吸の中枢は、手足を動かす運動中枢と同様に大脳皮質に存在します。「深呼吸」で心と身体の状態を正常化させることができる科学的根拠は、「随意呼吸が副交感神経機能を高めることができる」ためです。深呼吸による心と身体の正常化は、これまでの不快・不安・恐怖による感情の記憶を排除することを可能とします。深呼吸は副交感神経機能を高めることにより自律神経を調整することができるのです。

9 ワッサーマンの滑車

また少々専門的な解説になりますがお付き合いください。

「呼吸とは肺で空気から酸素を取り入れて、二酸化炭素を肺から排出すること」と、お話ししました。ここでは、呼吸には2種類あることを確認しておきます。

呼吸を2つに分類すると、外呼吸と内呼吸の2つがあります。外呼吸は吸気で空気から肺で酸素を取り入れ、呼気では肺から二酸化炭素を排出することです。

一方、肺で血液中に取り込まれた酸素は心臓に送られ、心臓から酸素を含んだ血液は骨格筋細胞に運ばれます。各

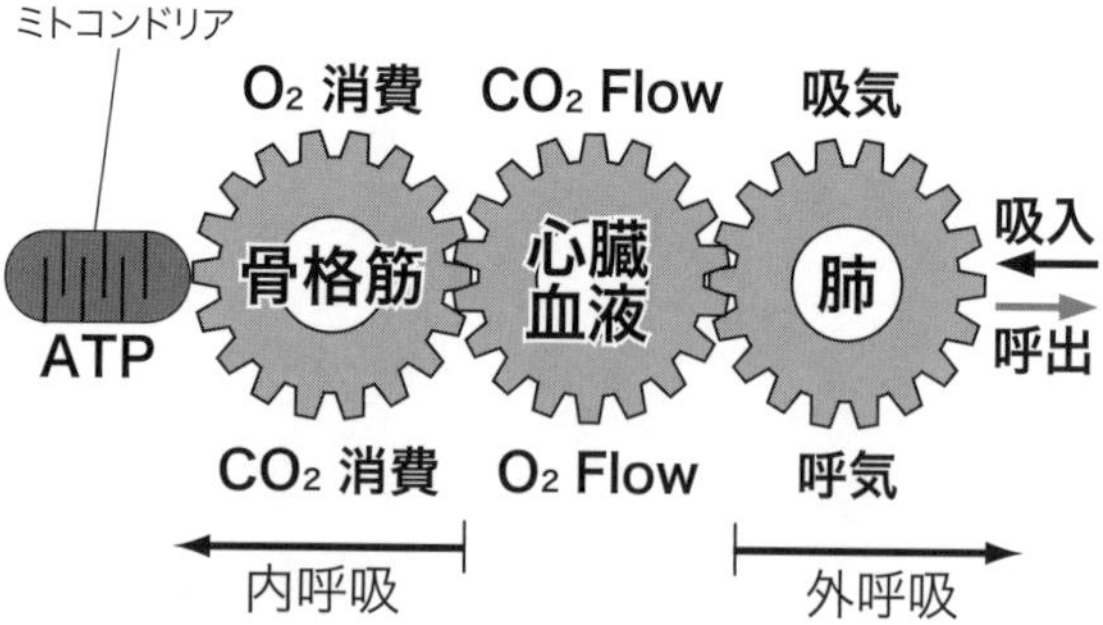

図15　ワッサーマンの歯車

骨格筋細胞内のミトコンドリアでは送られてきた酸素を使ってエネルギーを産生し、そのエネルギーで活動した後に発生した二酸化炭素が血液によって肺に戻るまでを内呼吸と言います。

この仕組みを模式図にしたのがワッサーマンの滑車です。ワッサーマン博士が提唱した運動による酸素と二酸化炭素の交換について示しています。

ある一定の運動を継続すると、約3分間で定常状態になり、心拍数が一定になります。これは筋活動による酸素消費量と酸素摂取量が等しくなることを意味します。酸素摂取量は運動に必要な酸素量と同等でなければ同じリズムで継続的な運動はできません。心拍出量／分（一回の心臓の拍動で排出される酸素量×心拍数／分）は、運動が激しくなれば運動の強度に応じて酸素を必要としますので、一回拍出量も心拍数も増加して酸素を必要な分だけ各細胞に送り込みます。激しい運動では酸素消費量が増加するというわけです。

酸素消費量＝酸素摂取量

この呼吸のしくみをわかりやすく図にしたのがワッサーマンの滑車です。（図15）リハビリテーション、トレーニングで運動強度、運動量、運動頻度（週に何回）、運動の種類を調整して、目標に合わせた運動を指導する際には必ず考慮しなければならない項目です。

10

ケレブ・ドレセル（米）選手の無呼吸泳法

マイケル・フェルプス（豪）選手は、２０００年シドニー・オリンピックから5大会連続出場して、通算23個の金メダルを獲得した選手です。フェルプス選手が２００９年に水の抵抗を少なくした高速水着で世界記録を出した以降、２０１０年からは高速水着が禁止されたために世界記録の更新は無理だと言われていました。しかし、２０１９年の水泳世界選手権で世界新記録を10年ぶりに更新したケレブ・ドレセル（米）選手の泳ぎが注目されています。

ドレセル選手の泳ぎの特徴は、疲労困憊と思われる最後の15メートルで息継ぎをしない無呼吸泳法です。息継ぎをしないということは頭を水面から上げないので水の抵抗を受けない利点があります。しかし、頭を水面から上げないことは息継ぎをしないことになります。

なぜ、ドレセル選手は息継ぎせずにラストスパートを維持できたのでしょうか。ある医学的な分析から、酸素を体内に取り込めないにも関わらず、無呼吸泳法を可能とする謎が解明されたのです。まず、無呼吸で運動をするには酸素をたくさん取り込む肺の大きさが重要であることから肺活量を調べました。肺活量とは最大吸気から最大呼気を引いた排気量です。日本成人男子では約3000〜4500ミリリットル、女性で約2000〜3000ミリリットル、スポーツ選手で5000〜6000ミリリットルですが、ドレセル選手は8500ミリリットルと国際クラスの平均を大きく上回る数値です。しかし、トップクラスの選手の中では特別に大きな数値ではありません。オリンピックメダルを26個（金メダル23個）獲得したフェルプス選手（豪）は1万5000ミリリットルと桁違いの肺活量と言われています。

さて、ドレセル選手の実際のトレーニングは、息継ぎなしで25メートルを15秒の休みを入れて16セット連続でおこないます。

ルーアン大学運動生理学のフレデリック・ルメートル氏は「短い休憩時間にたくさんの酸素を素早く体内に取り入れ高負荷のトレーニングに耐えるには、横隔膜だけでは不十分。酸素をより効率的に取り込むためには胸鎖乳突筋を使う必要がある」と言うのです。

胸鎖乳突筋を使って、鎖骨・肩関節を持ち上げると肺が一気に広がるため、瞬間的にたくさんの酸素を取り入れることができるというのです。そして、実際にドレセル選手の胸鎖乳突筋の体積は、チームメイトと比較して1・5倍の体積があったそうです。筋の断面積と筋力は相関関係があるので、筋量が多いことは筋力、パワーが発揮できる体格にあると考えられます。体格、基礎体力の向上は技術力アップ、記録更新につながります。

第2章

呼吸・循環と自律神経

1

研究からわかってきた深呼吸の方法

「深呼吸」は、無意識に心と身体を調整している自律神経を意識的に調整できる方法の1つです。自律神経は脳から全身に網の目のように配置されていて、常に無意識のうちに心と身体を調節し、体調が悪くなっても最善の状態に調整する自動制御装置なのです。この自律神経機能は**呼吸、循環、消化、吸収、排泄、代謝、睡眠、体温調節、発汗**など、生きるための重要な役割に深く関係しています。言い方を変えれば、自律神経機能は亢進し過ぎても低下しすぎても心と身体が正常に機能できなくなるため、さまざまな症状が発症します。

原因がハッキリしない諸症状を**不定愁訴**《ふていしゅうそ》と言いますが、不定愁訴は自律神経機能のバランスが乱れることによりさまざまな症状が発症する自律神経失調症とも言われます。「深呼吸」は自律神経機能を薬を使わずに自分自身で意識的に調整できる万病予防の手法です。

ヨガ、禅、ストレッチング、フラダンスなど、**心と身体の調整、健康法のすべては呼吸**

法がともないます。多くの人は知らず知らずのうちに「イザッ！」というときは、大きな深呼吸をすることがあるでしょう。試験の前、大勢の前で発表する前、面接の前、野球のピッチャー・バッター、陸上、体操、サッカーのペナルティキック、ゴルファーのラストパット、バスケットボールのツーショット、重量挙げ、大相撲などなど、あらゆるスポーツの場面で、これから始めるというときに深呼吸をする選手の姿を目にしたこと、自分でもしたことはありませんか。

興奮状態で筋緊張が高まり過ぎているときに心と身体を落ち着かせて筋緊張を一瞬で取り去り、本来の実力通りの力を発揮できるようにと自然におこなっています。心の過緊張（余計なことを考えるとき、情報が多過ぎて処理できないとき）は筋の収縮につながり、力が抜けなくなります。これが「りきみ」です。

アクセルを踏み過ぎ（交感神経機能の高まり）でも、ブレーキを踏み過ぎ（副交感神経機能の高まり）でも良くありません。何事もほどほどが良いのです。

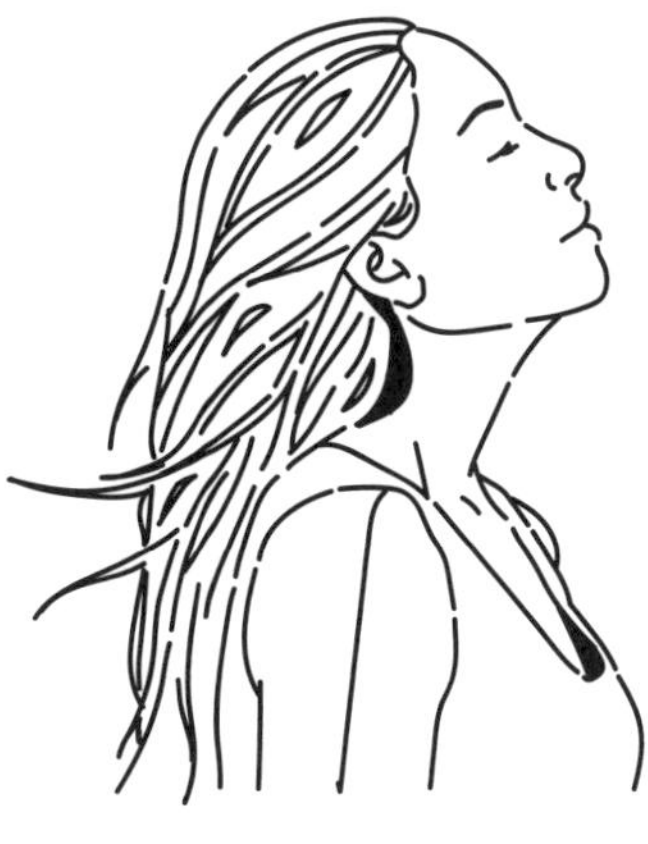

そこで、心と身体の異常、不定愁訴の多くは交感神経機能の高まりによるアクセルを踏みっぱなしの状態なので、「深呼吸」によって副交感神経機能を高める方法を習得しましょう。(図16)

しかし、「深呼吸」の具体的解説を見るとさまざまな内容が書かれています。また、それぞれの説明の裏付けとなる科学的根拠は詳しく説明されていないこともあります。説明が細か過ぎてわからないこともあるでしょう。

「深呼吸」の説明に共通していることは、

- **自律神経を整えて心と身体のリラックスに役立つ**
- **自律神経が働きやすくなることから、免疫能力が高まり、病気になりにくくなる**
- **自律神経の副交感神経機能が高まる**

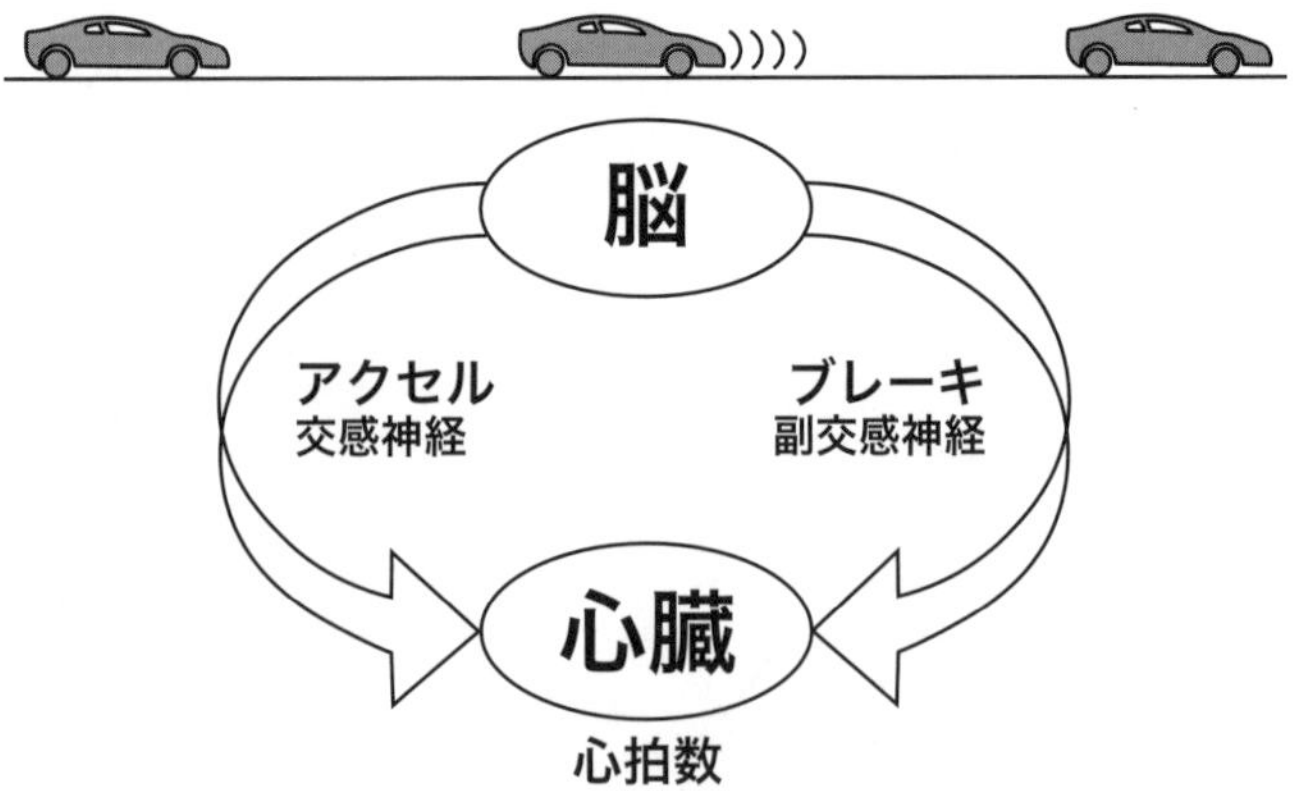

図16　脳と心臓における自律神経の関係

「深呼吸」の具体的な方法を言葉で表すと、

・ゆっくりと大きく息を吸い、ゆっくりと息を吐く

では、自律神経機能を正常に戻すための正しい深呼吸について、呼吸回数に着目した場合は、深呼吸とは1分間の呼吸回数を何回にすれば心拍数を減少させ、心と身体の緊張を取り去ることができるのでしょうか。

「深呼吸」の呼吸回数については興味深い研究が報告されています。

健康な成人の呼吸回数は、1分間に12〜20回です（研究者によって多少の違いがあります）。

新生児で35〜50回、乳幼児は30〜40回、新生児から学童期までは、1回の換気量が少ないために呼吸数を多くして酸素を多く取り入れようとしています。

図17は、実線が呼吸曲線、点線が心拍数です。1分間に6回（10秒間に1回）の呼吸をおこなうと呼気時には呼吸曲線と心拍数が同期して減少し、吸気時には呼吸曲線と心拍数が同期して増加します。呼吸曲線と心拍数が同期同調して増減していることが観察できます。

そこで、10秒間に1回の呼吸を基準にして、5秒間息を吐いて5秒間息を吸うグループと、6秒間息を吐いて4秒間息を吸うグループの2群に分けて、心拍数の減少から自律神経機能を比較検討した報告があります。すると、6秒間息を吐いて4秒間息を吸うグループが統計的有意に心拍数を減少させ、心臓副交感神経が機能を高めることを明らかにしました。

息を吸う時間よりも吐く時間を長くすれば副交感神経が機能を高めて、心拍数が統計的有意な差をもって減少することがわかりました。

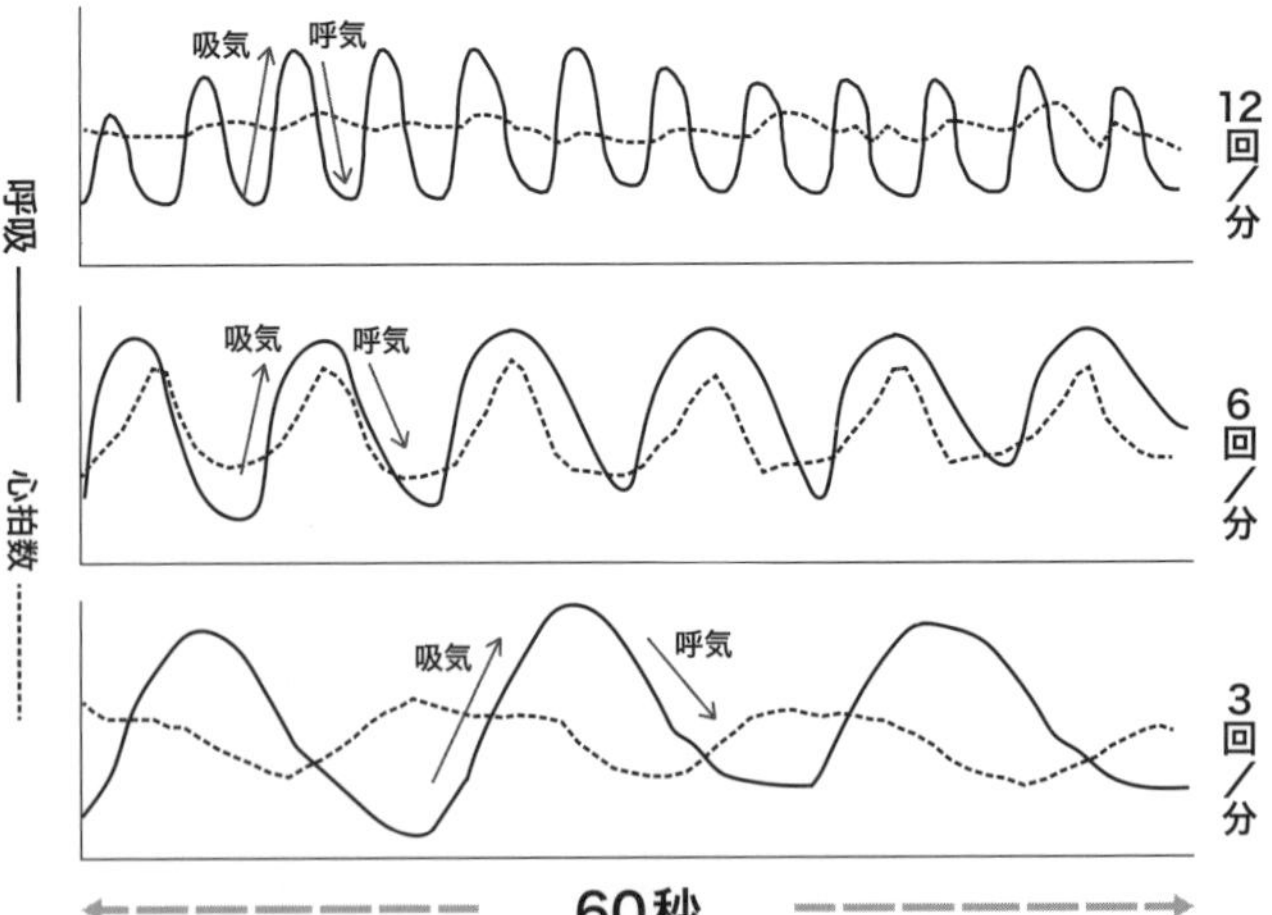

図17　1分間の呼吸回数による心拍リズムの変化
10秒周期前後での呼吸時に、心拍との同調と心拍変動の増大が起こる

チョット寄り道５
統計的な差の検定

統計的有意差とは「A クラスと B クラスの試験結果に差があるか（どちらが優秀か？）」といったグループ間の差を調べる場合、単純にグループ間の平均値で比較するのではなく、特別な計算方法（統計法）があります。統計的に明らかな差がある場合に「有意な差がある」という表現をします。２グループの平均値に差があっても、グループ内での個々のデータにバラツキが大きい場合は、グループ間には差がない場合もあります。そこで、差の検定として、統計処理が必要になります。

そこで、ほかの研究者は、息を吐く時間を長くすれば長くするほど副交感神経機能が高まり、心拍数が減少し、筋緊張も減少し、リラックスできるのではないか？　と仮説を立てて、３グループに分けて確認をした実験があります。

・「5 秒間息を吐いて 5 秒間息を吸う」グループ
・「8 秒間息を吐いて 2 秒間息を吸う」グループ
・「2 秒間息を吐いて 8 秒間息を吸う」グループ

この３群に分けて、呼吸が心臓自律神経機能に及ぼす影響を比較検討した実験結果をご紹介します。

その結果「8 秒間息を吐いて 2 秒間息を吸う」方法が統計的有意に副交感神経機能を高めて、心拍数が減少することが明らかになりました。

実験結果から「より時間をかけて、ゆっくり息を吐いたほうが副交感神経は機能を高めて心拍数は減少し、心身の緊張・りきみがなくなる」ことが報告されたのです。意識的に、吸気時より呼気時の時間を長くする呼吸は、緊張状態から解放され、本来の心と身体の状態に戻せるというのです。さて、皆さんは本当にこの結果を受け入れられますか？

ここからが本題です。実は、この結果は正確ではありません。

「1 分間に 6 回、10 秒に 1 回の呼吸法」が心拍数と呼吸曲線を同期同調させて、共に減少もしくは共に増加することは明らかになっています。自律神経状態を心拍数で評価した場合に、呼気と吸気の時間的配分について着目すると「呼気 6 秒間、吸気 4 秒間の深呼吸」は「呼気 5 秒間、吸気 5 秒間の深呼吸」と比較して、統計的有意に副交感神経機能が高まったことも明らかになりました。さらに、3 群に分類したグループ間で比較検討した結果は、「呼気 8 秒間、吸気 2 秒間の深呼吸」が「呼気 5 秒間、吸気 5 秒間の深呼吸」ならびに「呼気 2 秒間、吸気 8 秒間の深呼吸」と比較して、統計的有意に副交感神経機能を高め、心拍数が減少したことも明らかになりました。

しかし、「長い時間をかけて息を吐くことが心拍数の減少につながり、副交感神経機能が高まることで心と身体を落ち着かせることができる」という結論に疑問をもった研究者がいました。

それは、「長く息を吐いても副交感神経機能が高まらない者もいるのではないか？」と考えたのです。「強制されて自分の好みに合わない、りきみのある深呼吸をした場合にはどうなるか」と、興味をもった研究者があらわれたのです。

「大きく息を吸い、吸気よりも長めに時間をかけて大きく息を吐く」深呼吸の際に、あえて筋収縮を意識させた筋緊張がある深呼吸という視点で「深呼吸」を観察しました。呼気が吸気に比較して長い時間をかけた「深呼吸」であっても、意識した筋緊張によってりきみのある「深呼吸」は、副交感神経機能が高まることはなく、交感神経機能が高まり、心拍数が増加するのではないかと仮説を立てて実験しました。その結果、個々のデータを確認すると、強制された深呼吸は「りきみ、筋緊張、精神的ストレス」によって呼気時最少瞬時心拍数が徐々に増加していくのです。強制された、りきみのある「深呼吸」では副交感神経機能は低下して、交感神経機能が徐々に高まり、深呼吸が深呼吸にはならないことが確認できたのです。

図18は、55歳男性の深呼吸における瞬時心拍数（詳細は後述）の推移です。

「安静臥位2分間、自分のやりやすい方法での自由な深呼吸5回、安静臥位2分間の休憩をはさんで、3秒呼気・3秒吸気の統制深呼吸10回」です。自由な深呼吸5回では吸気時には瞬時心拍数は増加し、呼気時には瞬時心拍数は減少しています。深呼吸前の安静臥位2分間の平均心拍数は68・2拍／分です。深呼吸5回の心拍数は吸気時最大瞬時心拍数67・6拍／分、呼気時最少瞬時心拍数50・4拍／分です。平均瞬時心拍数68・2拍／分と呼気時最少瞬時心拍数50・4拍／分の差は17・8拍／分あります。この差が副交感神経の機能低下を意味します。呼気時に瞬時心拍数が50・4拍／分まで下げられるのに、安静臥位姿勢では17・8拍／分だけ心拍数が増加する何らかのストレス状態であると言えます。

もっと言えば、平均心拍数よりも「深呼吸」で瞬時に心拍

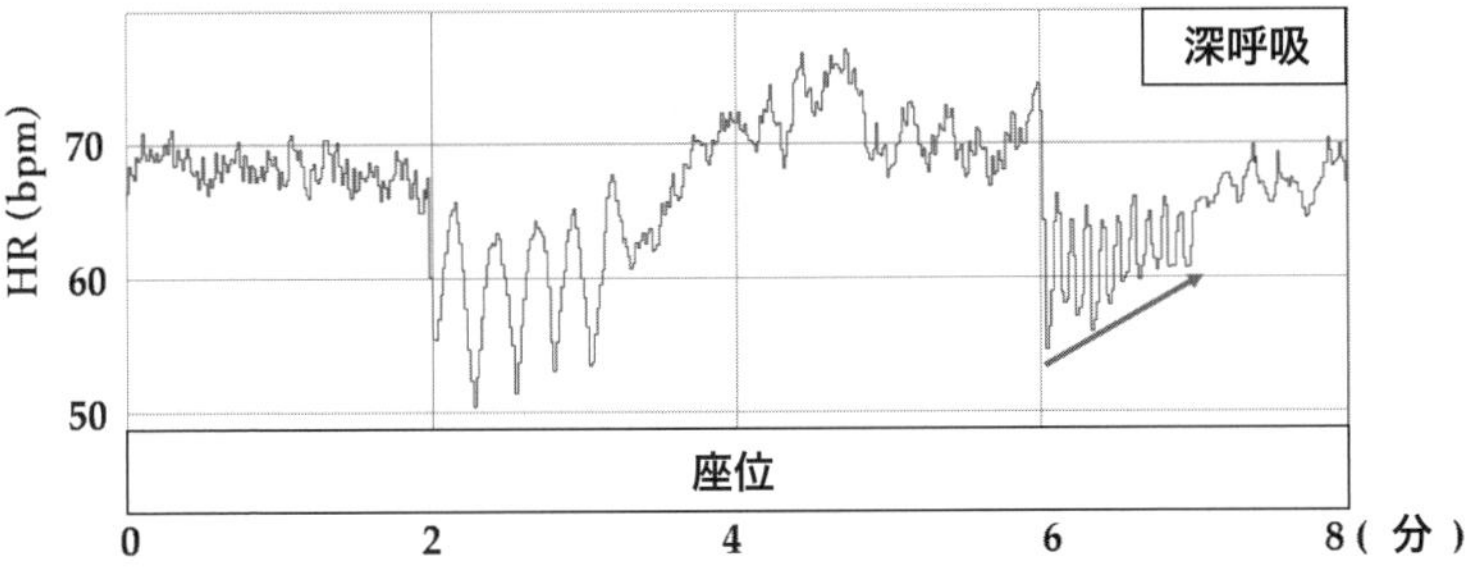

図18　深呼吸による心拍リズムのちがい

数が減少する場合は、自分で副交感神経機能を高めることができることを意味します。「深呼吸」で瞬時心拍数が減少するとは、瞬時に人は変われるということです。

「深呼吸」は瞬時に人をリラックスさせることができる技術です。意識的に正しい「深呼吸」を継続することは健康維持・増進に導くことができる健康法なのです。

けれども間違った「深呼吸」では、心と身体も間違った方向に向かわせてしまいます。

もちろん「深呼吸」にも限界があります。火事で家が燃えているときにバケツの水で鎮火することは無理です。何台もの消防車だからこそ鎮火が可能です。「深呼吸」だけで健康維持・増進のすべてが解決するか否かは症状によります。

慢性的な強いストレスにさらされている人は「深呼吸」をしても呼気時最少瞬時心拍数は下がりません。心不全、糖尿病といった自律神経系の病気や精神的ストレス環境下にいる重症な人は、自律神経機能が著しく低下しているために「深呼吸」だけでは心拍数がなかなか下がらない場合もあります。しかし、「深呼吸」はどのような状況であっても健康な本来の自分に戻す方向に導く刺激であることは間違いありません。

また、「深呼吸」で即時効果・即時変化が出ない場合は、「深呼吸」プラスアルファの刺激により相乗効果を使う奥の手もあります。

さて次に、安静臥位約2分間の休憩後に、1回換気量をできる限り大きくして吸気3秒間、呼気3秒間での呼吸統制による1分間で10回の深呼吸をおこなった場合は、吸気時最大瞬時心拍数は70・8拍／分、呼気時最少瞬時心拍数54・6拍／分で16・2拍／分の差がありますす。しかし、「深呼吸」の呼気時最少瞬時心拍数が徐々に上昇していることが観察できます。統制呼吸による「深呼吸」は、精神的ストレスならびに筋緊張によって呼気時最少瞬時心拍数が徐々に上昇していきます。

この一例に関する瞬時心拍数の測定は、呼吸曲線を同時に測定していません。これまでご紹介した研究結果は呼吸回数に掛かった時間に視点を置いていました。吸気時よりも呼気時に時間をかけた深呼吸が副交感神経機能の高まりに連動する結果を得ました。これは、周波数の大小を意味しています。深呼吸は周波数（1回の呼吸に要する時間）だけでなく、振幅（肺のガス交換の量）にも大きく影響されることが実験結果から明らかになっています。呼吸が深いかどうかというガス交換の量が心機能と連動して、自律神経機能に影響を及ぼすことを考慮しなければならないということです。言い換えれば、呼吸曲線と心電図を同時に測定しなければ詳細な判断ができないということです。

心身を落ち着かせるための深呼吸の方法が「りきみ・筋緊張」のために心拍数が徐々に

増加するのでは深呼吸ではありません。さらに話を深めていきましょう。

同じリズムの深呼吸でも、よりガス交換が大きく、大きく息を吸って大きく息を吐く場合のほうが副交感神経機能を高めることができるのです。より大きなガス交換には横隔膜のより大きな動きがともなうことを意味しています。この条件は「りきみ・筋緊張」がないことが前提となります。

心と身体を落ち着かせるための深呼吸の方法が「りきみ・筋緊張」のために心拍数が徐々に増加するのでは深呼吸ではありません。

これは深呼吸（①〜④枠内）を習得していく過程の一例です（図19）。

①最初の深呼吸は、呼吸性洞性不整脈による呼気時最

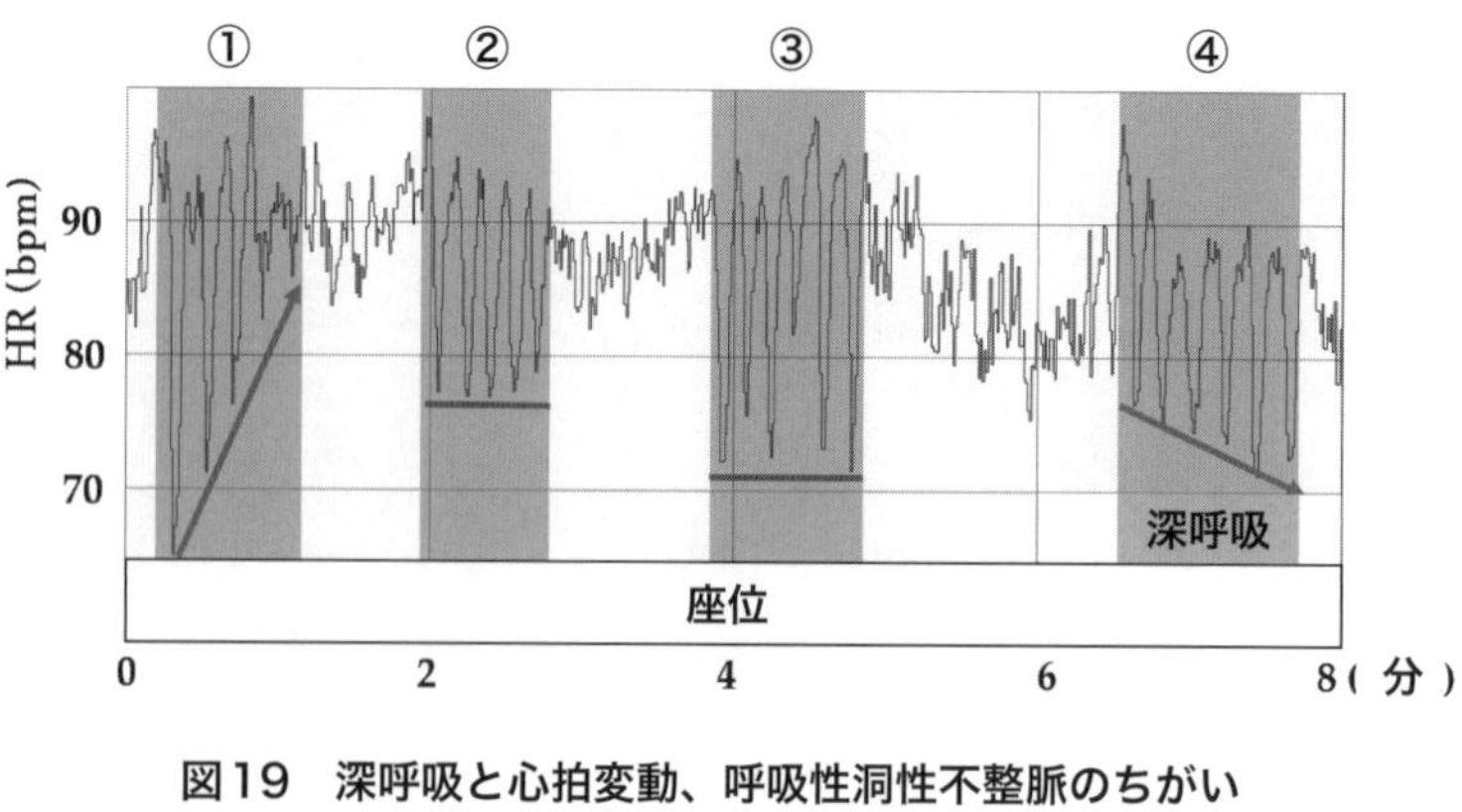

図19　深呼吸と心拍変動、呼吸性洞性不整脈のちがい

少瞬時心拍数が増加して、心拍変動が小さくなっていきます。この現象は、交感神経機能の高まりです。深呼吸が深呼吸になっていない典型例です。一生懸命息を吐こうとするほどに心拍数が増加していく例です。

②〝りきみ〟のない呼吸を指示しました。しかし、呼気時最少瞬時心拍数が増加した状態で維持しています。

③呼気時最少瞬時心拍数がさらに減少して、安定しています。

④安静座位の心拍数が下がり始め、4回目の深呼吸5回では呼気時最少瞬時心拍数が減少し、深呼吸時間が長くなりました。これから深呼吸の練習を継続すれば、呼気時最少瞬時心拍数は減少した状態で安定維持していくでしょう。横隔膜を使った深呼吸はゆったりと時間をかけてできるようになり、安静時心拍数も下がってくるでしょう。

2

〝心拍変動〟、〝心拍のゆらぎ〟とは

心臓の活動は心電図で観察できます。(図20)心電図はP、Q、R、Sと波に名前がありますが、P波は心臓のペースメーカーとして心筋活動のスタートを示します。

図21の洞結節《どうけっせつ》が心臓の収縮起点として始まり、洞結節から房室結節《ぼうしつけっせつ》まで伝わっていく刺激伝導過程がP波です。ヒス束から左脚《さきゃく》の前肢《ぜんし》、後肢《こうし》、右脚《うきゃく》からプルキンエ線維と心室全体に伝わる興奮過程がQ、R、S波です。大きな波のR波は大動脈から血液を全身に送り出す心機能を示しています。T波はR波による心室の収縮が元に戻ることを示しています。

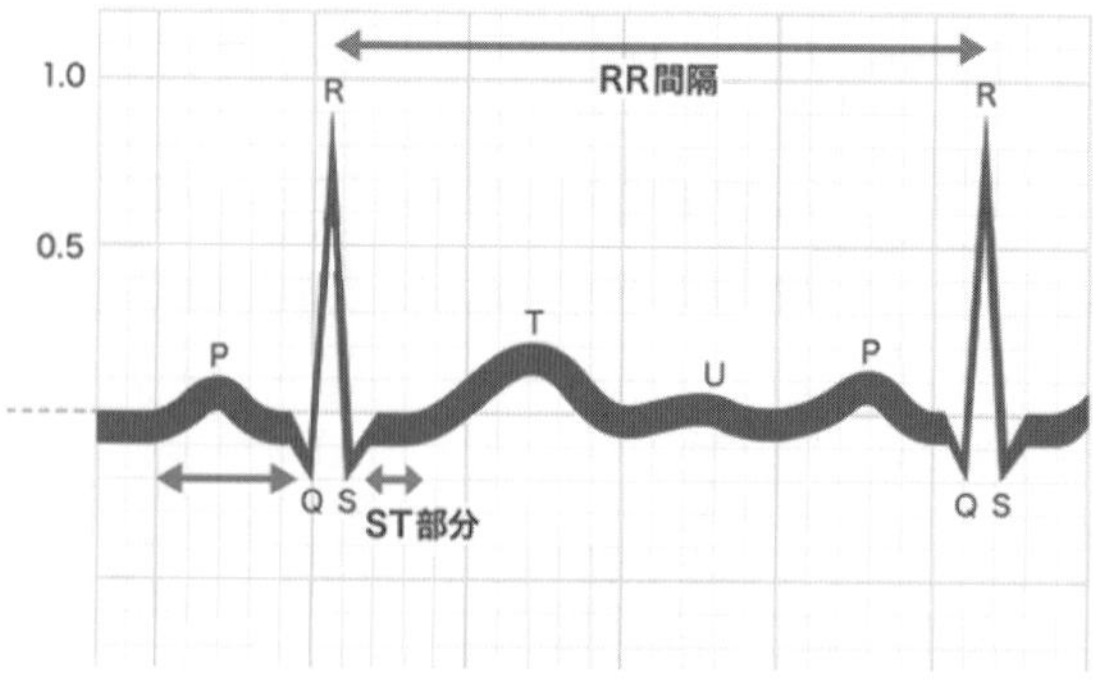

図20　心電図の模式図

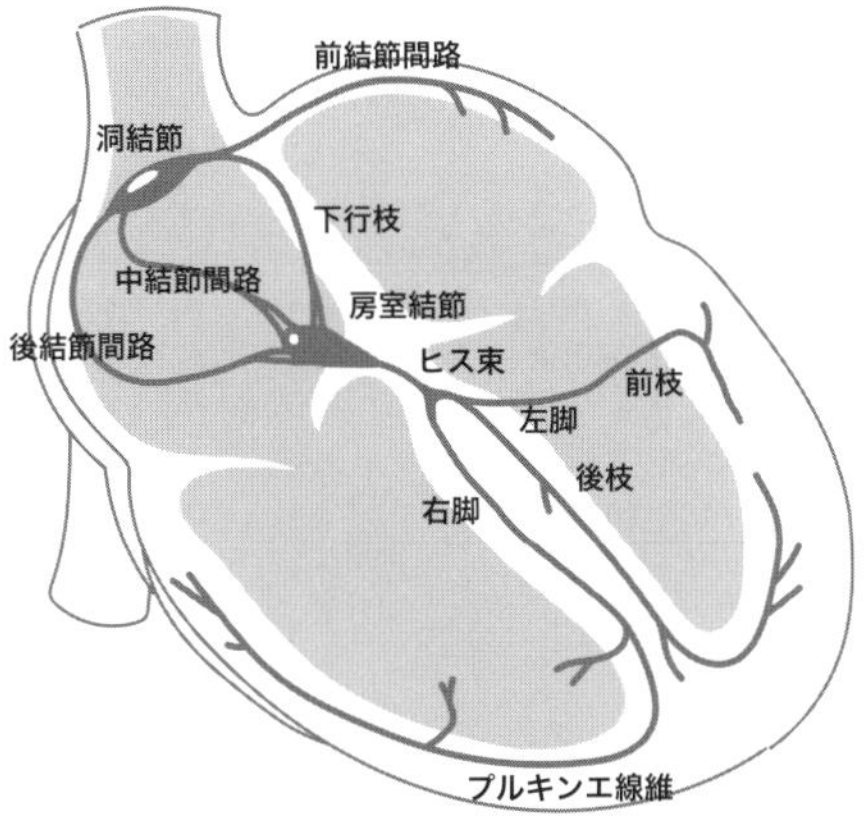

図21　心臓の刺激の伝わり方

ここで注目すべき点は心電図から観察する心拍数は１拍ごとのＲ―Ｒ間隔がすべて異なって変動していることです。心拍の動きは一定でなく、１拍ごとに異なっているということを心拍変動と言います。また、ある１つのＲ―Ｒ間隔が１分間続いたとした心拍数が瞬時心拍数です。仮にあるＲ―Ｒ間隔が１秒間であれば瞬時心拍数は60（１分間）÷１（Ｒ―Ｒ間隔が１秒間）＝60拍／分となります。あるＲ―Ｒ間隔が１・２秒間であれば瞬時心拍数は60÷１・２＝50拍／分です。また、あるＲ―Ｒ間隔が０・５秒であれば瞬時心拍数は60÷０・５＝１２０拍／分となります。Ｒ―Ｒ間隔が延長すれば瞬時心拍数は減少し、短縮すれば瞬時心拍数は増加していることになります。

このように１拍ごとのＲ―Ｒ間隔は安静時でも一定ではなく常に変動しているので、「心拍変動」もしくは「心拍のゆらぎ」といいます。（図22）

この心拍変動は、呼吸と同じ周期をもつゆらぎと、血圧変動と同じ周期をもつゆらぎの2種類があります。自律神経が正常に機能しているときは、呼吸と血圧の両者のゆらぎが心拍変動と同期するので、正常な心と身体では心拍変動が必ず起きているということです。

この1拍ごとに変わる心拍変動が1回ごとの呼吸で異なる理由は、肺伸展受容器反射《はいしんてんじゅようきはんしゃ》に関係します。肺が吸息により膨らむと求心性に情報が呼吸中枢の延髄に伝達されます。すると、吸息が抑えられて呼息に切り替わります。また、受容器反射は頸動脈洞《けいどうみゃくどう》・大動脈弓《だいどうみゃくきゅう》の圧受容器が血圧変動を把握して、肺伸展受容器反射と同様に延髄に情報が伝達されます。両者の情報が延髄に伝達されると、延髄は自律神経によって洞房結節に刺激が伝達されます。延髄が交感神経を興奮させたほうが良いと判断した場合は洞房結節がペースメーカーの活動を促進させるので心拍数は増加します。延髄が副交感神

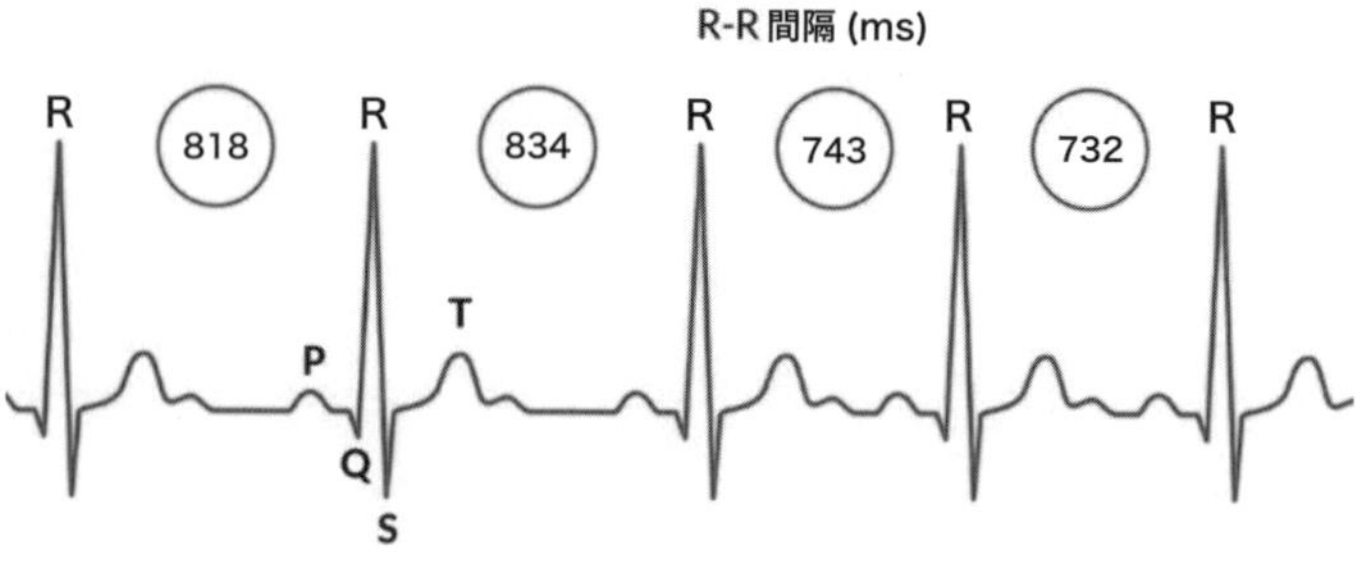

図22　健常者の心電図R波とR波の間隔

経を興奮させたほうが良いと判断した場合は洞房結節がペースメーカーの活動を抑えるので心拍数は減少します。

健常者の1拍ごとのR－R間隔は異なるので、この1拍ごとのR－R間隔をそれぞれ1分間に換算した瞬時心拍数をグラフにすると、常に変動して推移することが確認できます。これが心拍のゆらぎであり、心拍変動です。

心と身体の状態と心拍変動の関係は特徴的なグラフになります。縦軸はR－R間隔の大きさを示しています。ラインが上方で推移しているほどR－R間隔が延長しているので心拍数が低い状態を示しています。ラインが下方で推移しているほどR－R間隔が短縮しているので心拍数が高い状態を示しています。横軸は時間です。

図23の左上は健常者の安静時を示しています。ラインが心拍変動を示しながら推移していることがわかります。ラインの上下変動があるほど心拍変動が大きく、無意識のうちに正常な心と身体に保とうとする調整力があることを示しています。

図の右上は健常者ですが、精神的ストレスを受けている状態です。心拍数は健常者の安静時より増加して、心拍変動が小さくなっています。

右下図は健常者の運動中における心拍変動です。運動におけるストレスで心拍変動はさ

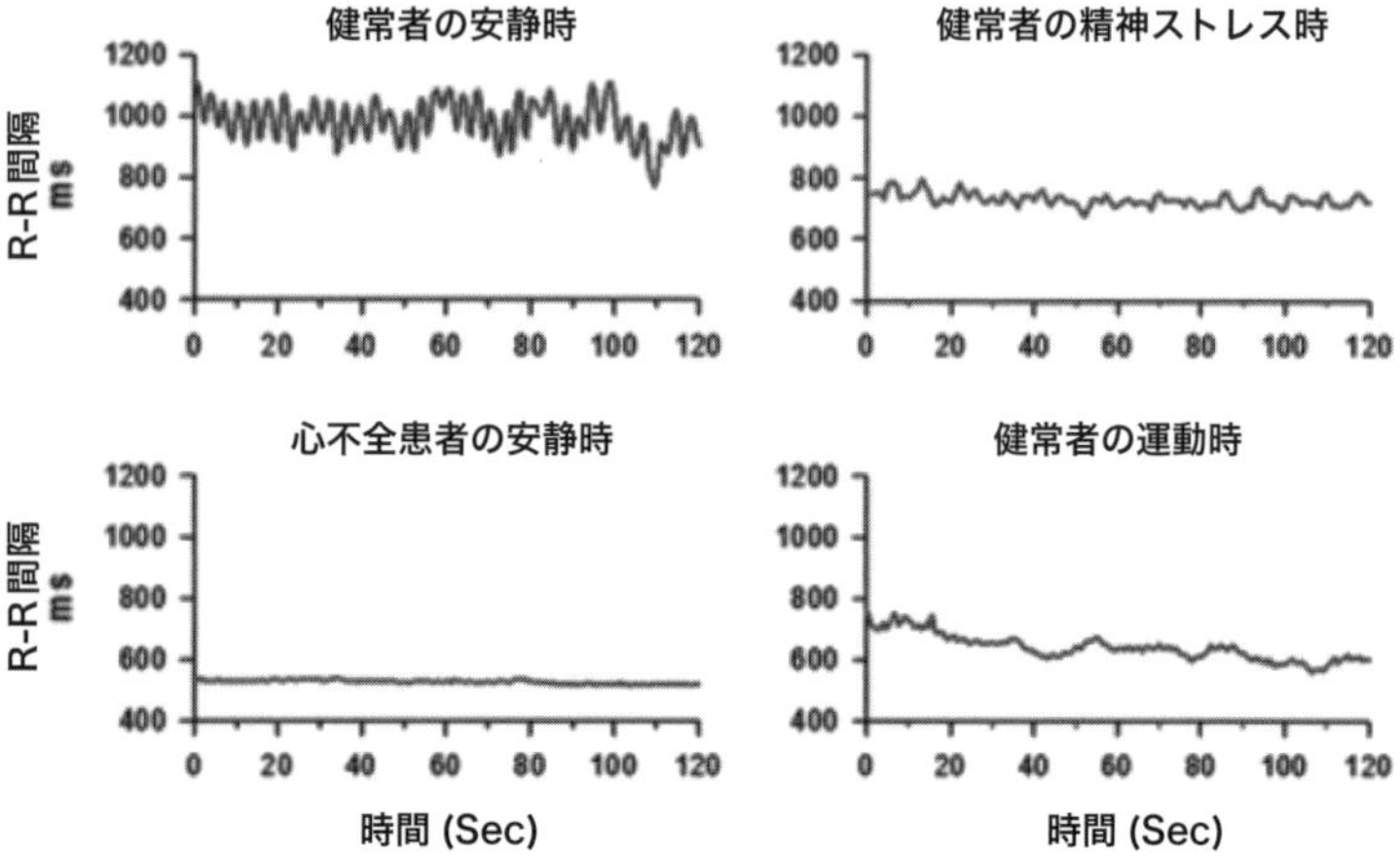

図23　健常者と比較した心拍変動のちがい

らに少なくなり、心拍数も増加しています。

左下図は〝心不全《しんふぜん》患者の安静時〟です。心不全では心拍数が安静時より増加して心拍変動がほとんど見られません。このグラフから、精神的ストレス、運動ストレス、心不全による病気の状態により、心拍変動に影響を及ぼすことがわかります。心不全以外、糖尿病などの自律神経系の病気でも心拍変動は小さくなる傾向が明らかになっています。近年では、世界中の研究者が心拍変動による心と身体の状態を把握しようと研究を進めています。

心電図は心臓の病的な特徴を観察できるので、診断や治療の評価にも活かされています。また、仕事や運動では安静時よりも心拍数は増加します。精神的・心理的ストレスでも心拍数が増加します。

このようにさまざまな状況で変化する心臓の動きを心電図から周波数解析という方法によって自律神経の機能が把握できることが1996年に報告されました。その後は、世界中の研究者が心臓病、糖尿病、腎臓病などの慢性疾患や精神ストレス、自律神経失調症、心身症、運動（ストレッチング、ヨガ、筋力トレーニング、全身持久性トレーニング）、リハビリテーションなどについて、心電図の周波数解析を用いた自律神経機能によって評価するようになりました。

チョット寄り道6

血圧、心拍、脈拍

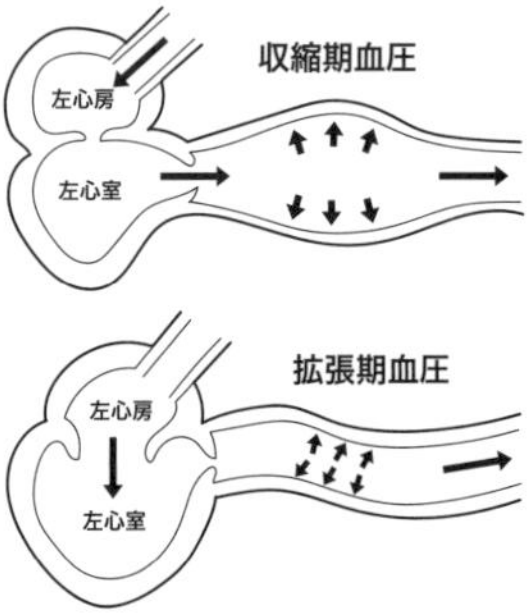

心臓から全身に血液を送るときの心電図がR波で示されますが、そのときの血圧が収縮期血圧といって「上の血圧」とも呼ばれます。また、心臓が拡張して血液が充満しているときの血管圧が拡張期血圧といって「下の血圧」とも呼ばれます。

また、心電図のR波とR波の間隔が1分間に何回あるかが心拍数ですが、手首や首などで確認する場合は脈拍数といって、心臓から離れた脈の拍動の計測では名称が異なります。

脈拍は全身5部位で触知できます。一般的には、手関節《しゅかんせつ》の橈側《とうそく》（親指側）を走行している橈骨動脈《とうこつどうみゃく》を触れることで容易に測定できます。その理由は橈骨動脈が体表近くを走行し、皮下脂肪も薄いので、脈拍が弱い場合でも拍動が触れやすいためです。死の直前になると、重要な臓器にのみ血液を送ろうとするので、手足でも脈拍は触知できない場合もあります。

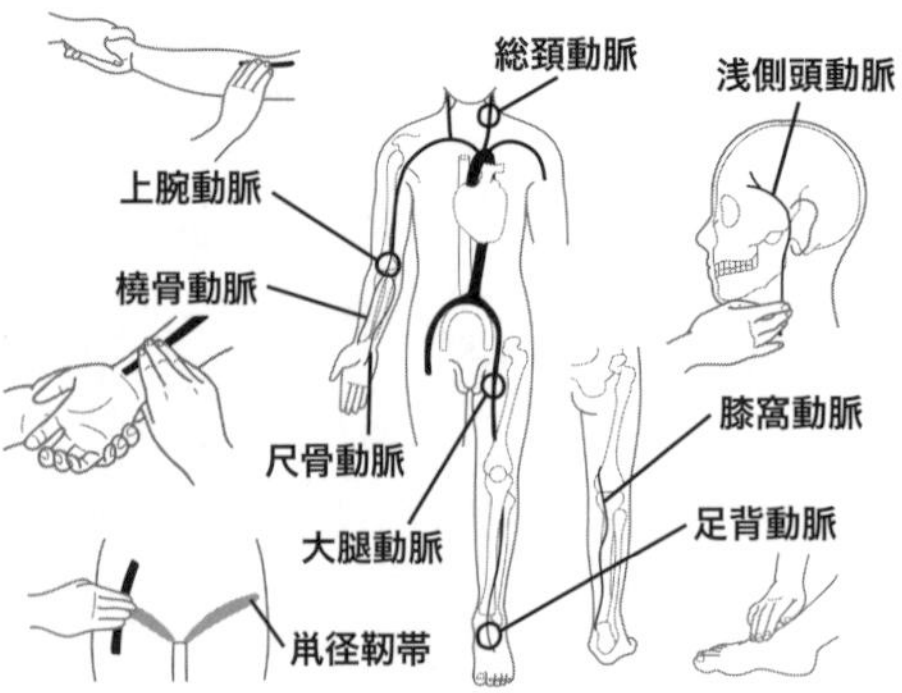

3

呼吸性洞性不整脈とは

呼吸と循環、肺と心臓は深い関係があります。図24の最上段は深呼吸によって瞬時心拍数が大きな波を描くように上下することが観察できます。縦軸は瞬時心拍数を示し、上昇するほどに心拍数の増加を示しています。深呼吸で息を大きく吸うと瞬時心拍数が増加し、大きく息を吐くと瞬時心拍数が減少します。

このように通常の呼吸時には起こらない不整脈は健康成人には誰でも通常起こる現象です。これを呼吸性洞性不整脈といいます。しかし、中段はアトロピン投与により副交感神経機能を薬物で遮断したグラフです。深呼吸以外の通常呼吸でも瞬時心拍数の増減が消失します。

このことから、呼吸による呼気時の心拍数減少は副交感神経機能の高まりにより起こる現象であり、吸気時の心拍数増加は副交感神経機能が抑えられたことにより起こる現象であることがわかります。呼吸の吸気時に瞬時心拍数が増加する理由は交感神経機能の高まりではないことが重要なポイントです。

呼吸曲線と瞬時心拍数を同時に計測したグラフでは、吸気時には心拍数は増加します。呼気時には心拍数が減少します。深呼吸時の呼吸曲線と瞬時心拍数は同期して上下に推移していることがわかります。

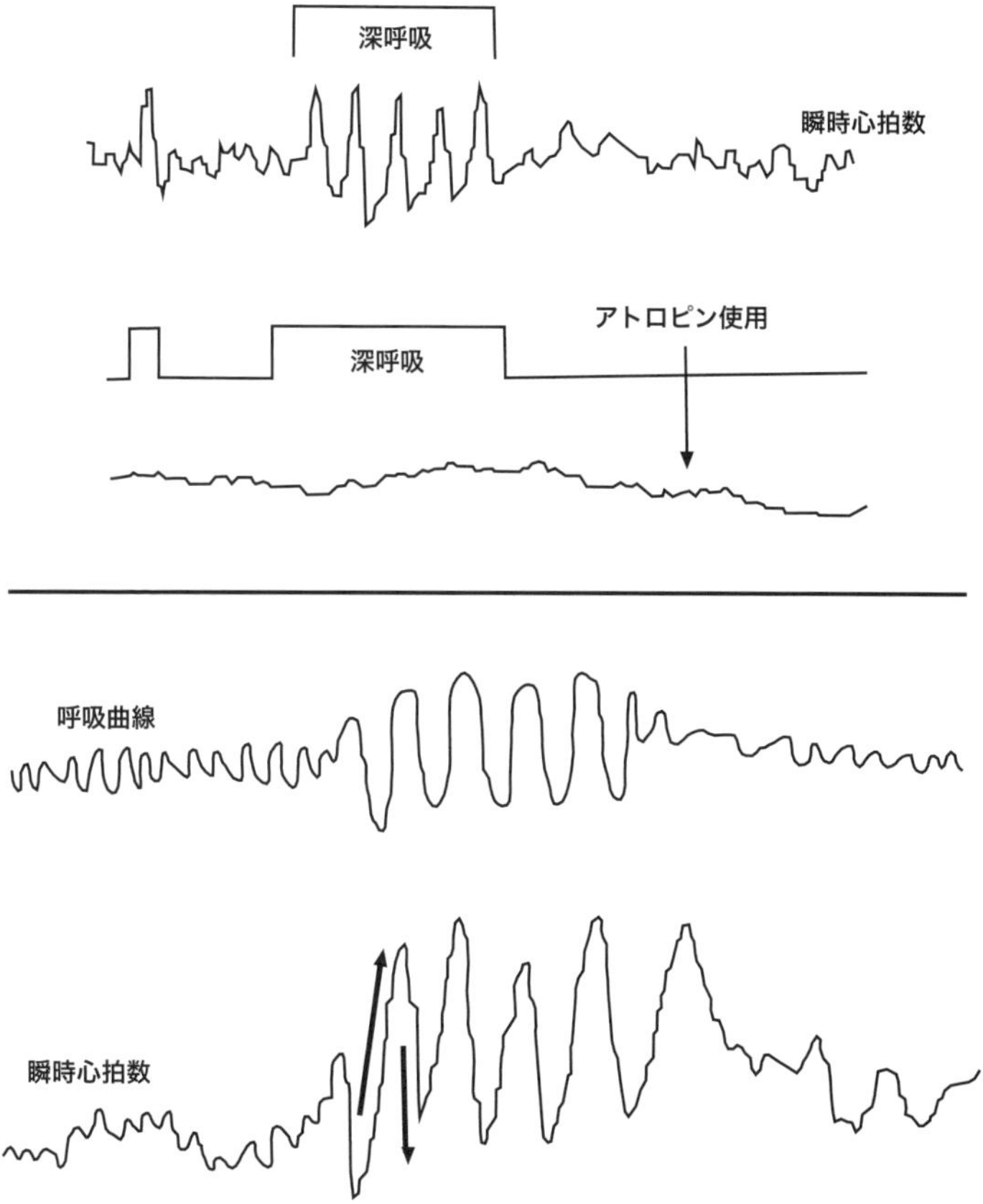

図24　深呼吸と心拍変動の関係

4 自律神経を評価する周波数解析とは

医・科学分野の研究は、加速度的に進化し続けています。今まで当たり前と思われていた見方や考え方が覆ることはさまざまな分野でもよく起こっていることです。
科学史の中では、技術革新が大きな発見を生み出します。さまざまな観測や計測機器の開発によって物の見方や捉え方が変わり、普遍であると思われていた常識を一変させてしまうものです。

さて、自律神経による生命活動の重要な1つは肺と心臓、呼吸と循環です。心臓の動きを心電図で計測して、心電図の電気的信号を各種周波数解析して心臓自律神経機能を把握しようとする方法が心電図の周波数解析と言います。大まかには心臓の動きが高い周波数（高周波領域）と低い周波数（低周波領域）の特徴的な周波数によって構成されていることが明らかになり、心臓自律神経の交感神経成分と副交感神経成分に分類して把握することができることが報告されました。

R—R間隔は常に変動していること、約5分間の心電図を測定すると特徴的な周波数によって構成されていることがわかってきました。1996年に特徴的周波数が心臓の自律神経機能と密接に関係があることが医学論文として世界に発信されたのです。

心電図のR—R間隔変動による周波数解析は心臓自律神経の心臓交感神経、心臓副交感神経の機能がわかるようになり、心不全や糖尿病などの治療評価に応用し始めました。また、24時間の長時間心電測定（ホルター心電計）による周波数解析では、心不全の増悪や死亡予測ができるようになったのです。

心臓自律神経と明記する理由は、自律神経は部位によって異なる地域性があって、胃の自律神経の状態は胃電図で計測します。目は瞳孔の大きさが自律神経支配を受けています。全身の臓器が無意識のうちに調整される自律神経の働きは、それぞれの臓器や組織が独立しながら相互に関係を保ちつつ、瞬時に変わる末梢の情報が中枢神経に伝達され、生体を安定した状態に保つために中枢神経から末梢神経に命令します。こうした自律神経の働きを心電図から観察するので、心臓自律神経として表現しているのです。

心臓自律神経は心電図を約５分間の測定から周波数解析によって交感神経成分と副交感神経成分の特徴ある周波数領域に分類できることが明らかになりました。（図25）

高周波（ＨＦ：high frequency）は０・15～０・40Ｈｚの領域で迷走神経を反映して、心臓副交感神経を表わすことがわかっています。１分間の呼吸周期にすると０・15×60秒間＝９回／分～０・40×60秒間＝24回／分の呼吸回数が心臓副交感神経機能による現象であるということになります。呼吸に同期して心拍変動が起こるので、呼吸回数が少なく、

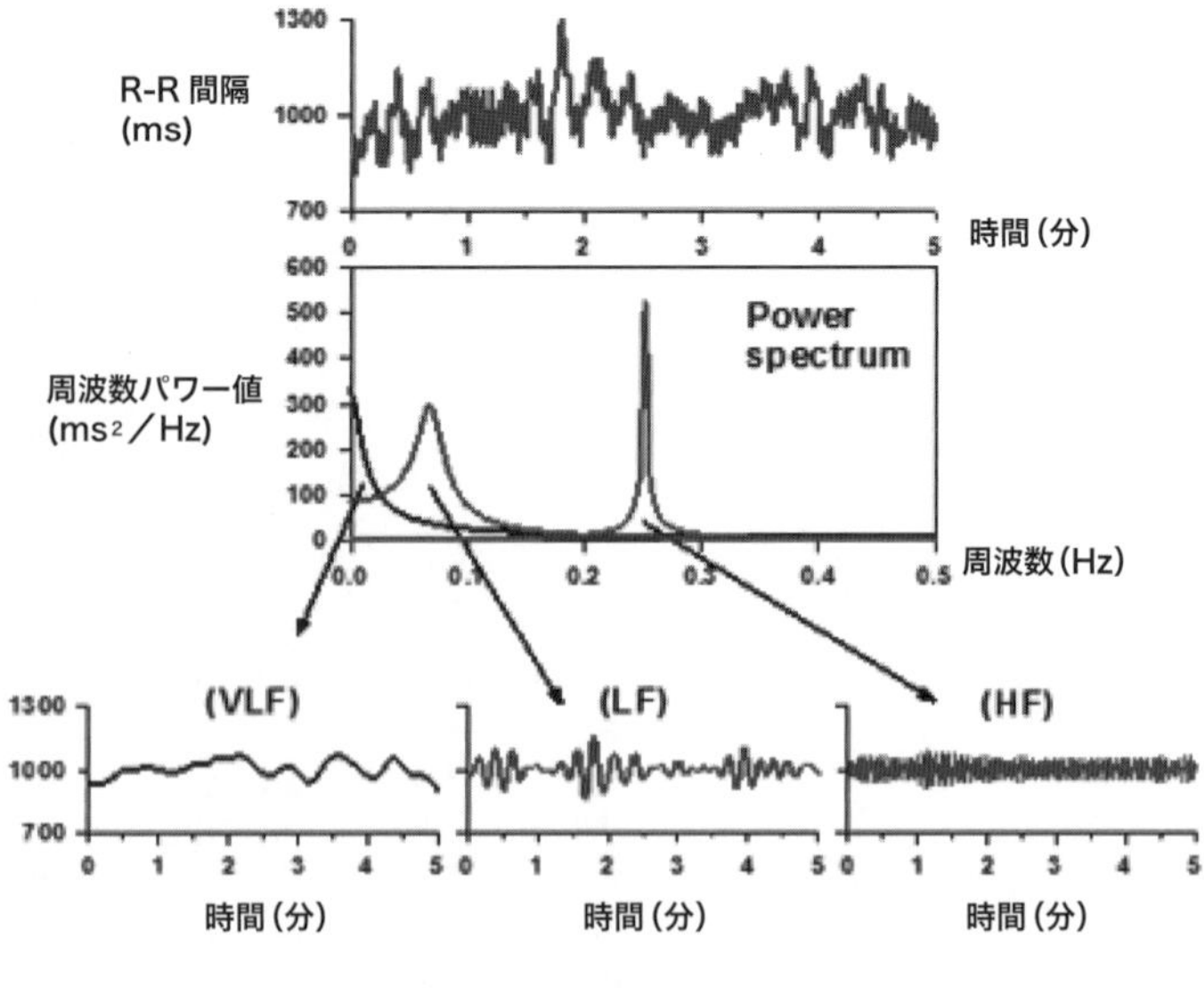

図25　心電図５分間の計測から得られる周波数の特徴
（早野順一郎氏　作図改変）

呼吸が深くなると心臓副交感神経機能が高まります。

低周波（ＬＦ：low frequency）は０・04〜０・15Ｈｚの領域で圧受容器反射を反映して、交感神経成分と副交感神経成分の両者が混在していることがわかっています。１分間の呼吸周期にすると０・04×60秒間＝２・４回／分〜０・15×60秒間＝９回／分の呼吸回数は心臓自律神経全体の機能状態を示します。３回／分〜９回／分の少ない呼吸回数で心拍数が減少する場合が低周波帯域の副交感神経成分の作用によると考えられます。

またまた解説が難しくなりましたが、ここで重要なことはＨＦに含まれる副交感神経成分とＬＦの副交感神経成分は別物であるということです。

現在では、ＨＦの副交感神経とは迷走神経のみを反映していますが、ＬＦの副交感神経成分とは圧受容器反射における副交感神経成分を反映していると言われています。

しばらく前までの論文では**交感神経**＝ＬＦという報告もありました。

２０２０年頃までの多くは

交感神経＝ＬＦ／ＨＦ：ＬＦ（**交感神経・副交感神経**）÷ＨＦ（**副交感神経**）

副交感神経＝ＨＦという報告もありました。

しかし、現在では、ＬＦ／ＨＦが交感神経を明らかにしている論文はありません。

言い換えれば、ＬＦの上昇は動脈圧受容器における自律神経全体の機能の高まりと言われています。また、ＨＦの上昇は迷走神経（心臓副交感神経機能）のみの高まりと言われています。

近年の心拍変動研究はＬＦ／ＨＦが交感神経の指標として多くの論文がありますが、現在ではＬＦもしくはＬＦ／ＨＦが交感神経機能を代表とする根拠となる論文はありません。

ＬＦ成分は交感神経と迷走神経の両者をあらわしていますが、ＨＦ成分は迷走神経のみをあらわしています。ＬＦの副交感神経成分は圧受容器由来の副交感神経成分ですからＨＦの迷走神経とは異なる副交感神経成分です。

というわけで、単純にＬＦ／ＨＦの割り算をすれば交感神経を代表することができないことがわかります。

また、ＨＦは呼吸周期と一回換気量に影響を受けます。言い換えれば、ゆっくりとした呼吸（3~9回／分）、一回換気量ができる限り大きい呼吸であれば、ＬＦ領域による副交感神経成分を十分に機能させることが可能であって、大きく肺に吸い込んだ空気を呼気時にゆったりと（りきみなく）吐き出せば、心拍数は減少し、心と身体を落ち着かせることができるのです。

ＨＦは０・15～０・40Ｈｚの周波数領域ですから、１分間に９～24回の呼吸数になります。９～24回／分のリズムでの呼吸数で１回換気量が大きいほど呼気時に生じる心拍数は減少し、迷走神経機能（副交感神経機能）を意図的に高めることになります。

心拍数は呼吸周期と１回換気量に深い関係性があります。

呼吸性洞性不整脈（吸気時に心拍数が増加し、呼気時に心拍数が減少する）の大きさ、とくに呼気時による心拍数の減少は副交感神経機能の亢進により生じます。心拍数の減少は呼吸周期によっては迷走神経機能を高めるか（ＨＦ成分を高める）、圧受容器における副交感神経機能成分を高めて心拍数を減少させるか（ＬＦ成分を高める）による２つの方法があるということになります。

5

深呼吸と心拍変動

健常者の呼気時には心拍数の減少が起こり、吸気時には心拍数の増加が起こる現象を「呼吸性洞性不整脈」といいます。

「深呼吸」は「興奮している人に対して、両肩をもって〝しっかりしろ！〟と揺さぶって刺激している」ような行為にもなります。「深呼吸」によって呼吸性洞性不整脈をより大きくすることは、本来の自律神経機能に戻す手法です。

それでは、これまでの科学的研究に基づき、正しい「深呼吸」を整理してみましょう。

1．深呼吸は、1回換気量を大きくする

（呼吸曲線の振幅を大きくする：肺のガス交換を大きくする）

・9～24回／分（迷走神経のみを活かした深呼吸）

・3～9回／分（動脈圧受容器反射の副交感神経成分を活かした深呼吸）
・呼吸周期が短い（1回の呼吸時間が短い）と副交感神経機能は減少する
・呼吸数の増加は副交感神経機能が減少し、呼吸数の減少は副交感神経機能が高まる

2. 深呼吸は、吸気相よりも呼気相に長い時間をかける
3. りきみ・筋収縮をともなう深呼吸は、交感神経機能の高まりにより呼気時最少瞬時心拍数が徐々に増加する
4. 統制呼吸は、ストレスにより副交感神経機能が減少する
5. 肩が上がる吸気は首・肩周囲の筋収縮による胸式呼吸になるので、筋収縮には注意が必要
6. お腹を膨らませて息を吸い、お腹を凹ませて息を吐く（横隔膜を使う）
7. 余計なことは考えない（意識の高まりは交感神経を高め、心拍数が増加する）

第3章

自律神経評価法

1　施術効果と評価法

近年では、ネット上の検索で簡単にさまざまな情報が得られます。

自律神経についても、医師、柔道整復師、鍼灸師、整体師などが、それぞれの立場と経験から数多くの情報を発信しています。とくに日本人に最も多い肩こり、腰痛などの慢性的な自律神経由来の症状については、整（接）骨院、鍼灸院、整体院などでも自律神経機能を改善する施術紹介やアドバイスが見られます。

しかし、施術に対する効果、もしくは評価は患者さんの主観的評価（定性的評価）が主体であって、一般的に施術に対する客観的評価（定量的評価）がないために改善の程度が数値ではわかりません。医療機関の場合は客観的検査法（血液検査、尿検査、レントゲン撮影・MRなど各種画像検査、脳波、心電図など各種機能検査）が一般的ですから、病状が寛解しただけの場合は自覚症状がなくても治療は続けなければならないことはしばしばあります。寛解とは、一時的に症状が回復したように見えるだけで、治癒とは言えない状態です。

現状では、医療の進歩が東洋医学と称する伝統医療にはありません。残念ながら、現代医学の効果と東洋医学の効果とを比較検討し、軽度の病態では東洋医学、重度の病態であれば現代医学、中等度によっては併用型と、東洋医学の物理刺激が客観的検査で認められる場合でも患者さんの保険医療の選択ができるようにはなっていません。

患者さんが東洋医学による施術を希望して、整（接）骨院、鍼灸院には「医科の受診が必要であるか、東洋医学の施術に有効性があるか」を判断する一般化された検査法がないのです。

仮に整（接）骨院、鍼灸院で客観的指標となる検査法があれば、患者さんの症状の程度により医科の受診をしなくても回復する病態か、医科の受診を優先させたほうが良いかなど判断できるでしょう。

施術後の再検査をおこなうことによって、施術効果の確認も可能です。

このように、現在の整（接）骨院、鍼灸院、整体院は医科と共有する客観的指標となる検査法が一般化されていないために、施術効果の評価は患者さんの主観的評価によることが少なくありません。

そこで、腫れ、熱のない、複数の慢性的な自律神経系症状がある場合に、医科に受診しなくても心と身体の状態を把握できる検査法の構築を検討してきました。

2

心身連関テスト

これまで私は、一般の半健康人、スポーツ愛好家、スポーツ選手を対象にした体調管理を目的に、心と身体の状態が把握できる検査法の作成を目指してきました。

近年では、病状の回復期、もしくは慢性期の方、あるいはときどき発症する体調不良に関してご相談を受けることがしばしばです。その多くは自律神経系由来の症状です。

私の自律神経研究は、鍼灸の出会いから始まり、「鍼灸の有効性と限界」についての基礎研究、臨床報告など学会報告を積み上げてきました。その中で、医科に受診しなくても検出できる体調不良の程度を把握できる検査法の必要性を感じていました。

自律神経由来の症状は日常の生活スタイルが原因であることも多いので、未成年者は心と身体の回復を目的にした食事・運動・休養、成人では飲酒、喫煙の管理を加えての日常生活が乱れているかどうかを確認することが第一です。そのうえで、客観的で信頼性・妥当性のある検査法が必要でした。これが心身連関テスト（ＭＢＣＴ：Mind Body Connection Test）が誕生するに至った理由です。

検査の作成に注目したのは自律神経機能です。自律神経は無意識のうちに心と身体を常に調整する働きがあります。この自動的な体調管理システムが「体性─自律神経反射」です。この反射調整は臥位、座位、立位の姿勢変換でも心臓に変化が起きる現象です。また、「深呼吸」によっても心臓にすぐ反応を起こします。そして呼吸と循環は同期同調して連動します。

そこで、臥位を「休息姿勢」、座位もしくは立位を「活動姿勢」として、姿勢変換から心臓自律神経機能を確認します。また、深呼吸からも心臓自律神経機能を確認することで、心臓自律神経機能を把握して心と身体の状態を観察、評価する試みを始めました。この検査法は心身連関テストと称して、半健康人、スポーツ愛好家、スポーツ選手を対象として自律神経機能評価、体調把握をすることが目的です。

それぞれの結果については、日本体力医学会、日本自律神経学会、全日本鍼灸学会、日本温泉気候物理医学会、日本生理人類学会、日本健康行動科学会で基礎研究に症例報告を加えて報告してきました。

日本自律神経学会では、自律神経検査法（学会編）として、さまざまな自律神経症状の評価法が記載されています。保険医療として医科での自律神経検査も確立していますが、近年では人体に害を及ぼすことなく簡便に自律神経機能を評価できる心拍変動が一般化されてきました。また、呼吸と循環は密接な関係にありますから、呼吸性洞性不整脈と心拍変動の関連性についても研究が進んでいます。呼吸性洞性不整脈もしくは心拍変動の研究では心不全、糖尿病、高血圧などの慢性疾患の病態評価、または筋力トレーニング、全身持久力、ストレッチング、ヨガなどの運動効果について、自律神経機能評価として報告されています。

「心身連関テスト」の実際の方法は、仰臥位《ぎょうがい》5分間、深呼吸5回、仰臥位3分間、座位もしくは立位に体位変換、座

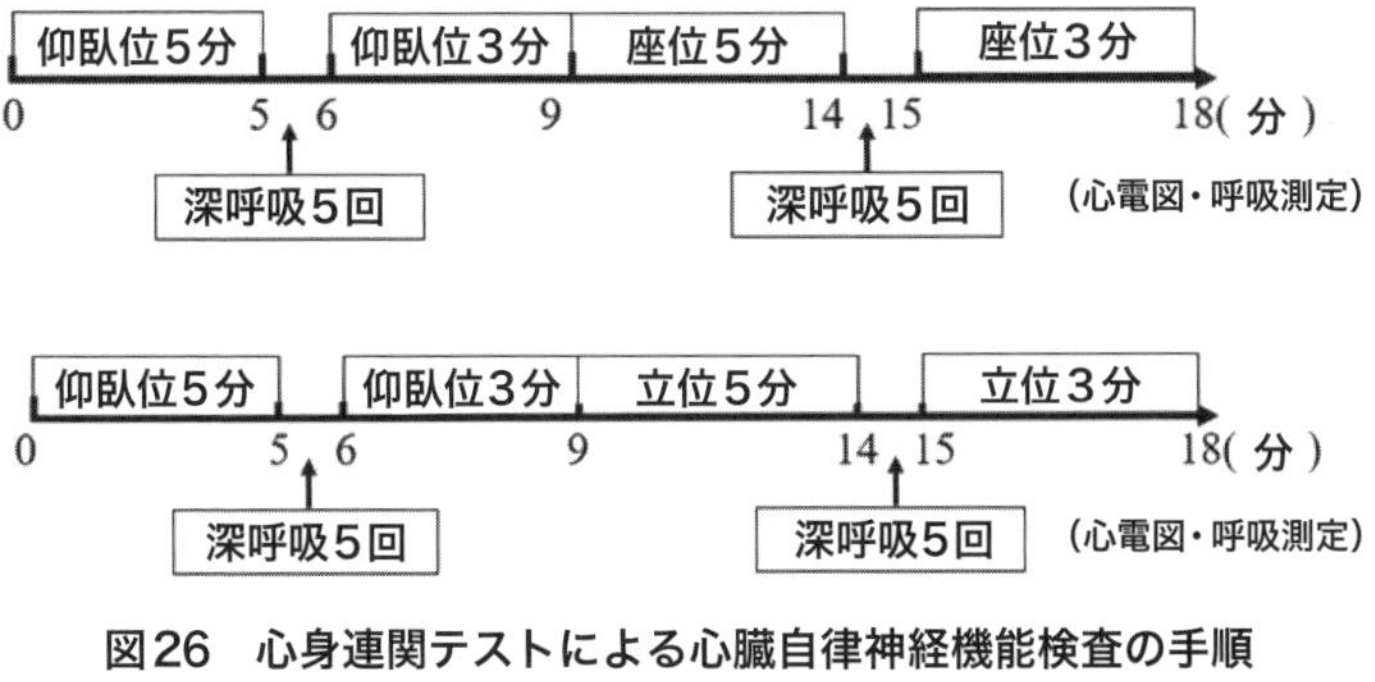

図26　心身連関テストによる心臓自律神経機能検査の手順

位もしくは立位5分間、深呼吸5回、座位もしくは立位で3分間です。（図26）テストの間、心電図と呼吸曲線は継続的に測定しています。

高齢の方、心身衰弱状態の方は、活動姿勢を座位姿勢としています。身体活動の多い職種の方、スポーツ愛好家、スポーツ選手は活動姿勢を立位にしています。

医師法17条には、医療行為（法律用語では医行為）は、医師がおこなうことが定められています。さらに、医行為者の分類として、医師の資格を有する者でしかおこなってはならない絶対的医行為、医師以外でもおこなえる相対的医行為があります。病院、診療所で看護師さんが打つ注射などのように、医師がその場にいなくても、医師の管理・指導下にある有資格者であれば相対的医行為は可能です。

「心身連関テスト」は各学会で報告しています。この検査法は心電図と呼吸曲線から心拍数、呼吸性洞性不整脈、心拍変動によって評価しています。学会では安全安心で信頼性と妥当性がある検査法として症例数を増やして報告をしてご指摘を受けています。

本書では心拍数と呼吸曲線を中心に自律神経機能を評価します。心拍変動周波数解析による数値は割愛して、代表的な心臓自律神経機能の評価を示します。

・座位もしくは立位5分間について、臥位の基準である50拍/分後半から60拍/前半、座位の基準である70拍/分と比較
・臥位5分間平均瞬時心拍数と深呼吸5回の呼気時最少瞬時心拍数の差、座位もしくは立位5分間平均心拍数と深呼吸5回の呼気時最少瞬時心拍数の比較
・休息姿勢の臥位、活動姿勢の座位もしくは立位について、深呼吸の前後の比較で深呼吸の即時効果を確認
・臥位、座位もしくは立位の呼吸振幅が一定か確認
・臥位、座位もしくは立位の呼吸数を基準（12〜20回/分）と比較
・深呼吸時瞬時心拍数の振幅を確認（呼吸性洞性不整脈の有無）
・深呼吸5回の呼気時振幅が徐々に大きくなるほど、瞬時心拍数が徐々に増加していないか確認（心臓交感神経機能の高まりの有無）

3 アスリートの心身連関テストの評価

スポーツアスリートを対象にした症例を3例ご紹介します。

症例1は疲労除去、体調管理を目的とした鍼《はり》治療を1週間の週末3日間、3週間にわたって継続をした効果について心身連関テストで評価した報告です。インターハイ、ウィンターカップに9年連続出場してきた高等学校バスケットボールチームに所属していた選手を対象としています。この症例は日本自律神経学会で発表した内容の一部です。

練習は平日約3時間、土日は約6時間、基本的に練習の休みがないチームです。症例は水分摂取が多く、疲労感が強いために昼間でも眠いときがあり、人の話に集中できないときもある、スタートから試合に出ている高校3年生でした。

鍼刺激は筑波技術短期大学元学長、同名誉教授西條一止先生が実験結果を臨床応用して開発したメカニズム鍼治療M6を中心に、副交感神経機能を高めて筋緊張を緩めることを目的とする手法を継続しました。この手法は古典的伝統的東洋医学とは異なり、ヒト対象とした鍼刺激による「体性―自律神経反射」の研究から開発されたものです。

最初に鍼治療前のコンディショニング評価のために心身連関テストを施行しました。（図27）

実線は瞬時心拍数の推移です。網掛けの枠内は深呼吸です。

臥位５分間、深呼吸後の臥位３分間、立位５分間は、ともに心拍変動が深呼吸の呼吸性洞性不整脈と同じように大きな心拍変動のまま推移しています。休息姿勢の臥位、活動姿勢の立位の両者で、深呼吸をしているように心と身体を落ち着かせようと副交感神経機能を高めるために心拍変動が大きくなって推移していると考えられます。

休息姿勢臥位５分間の瞬時心拍数の推移は心拍変動が大きいものの臥位深呼吸呼気時心拍数と同等の状態です。心

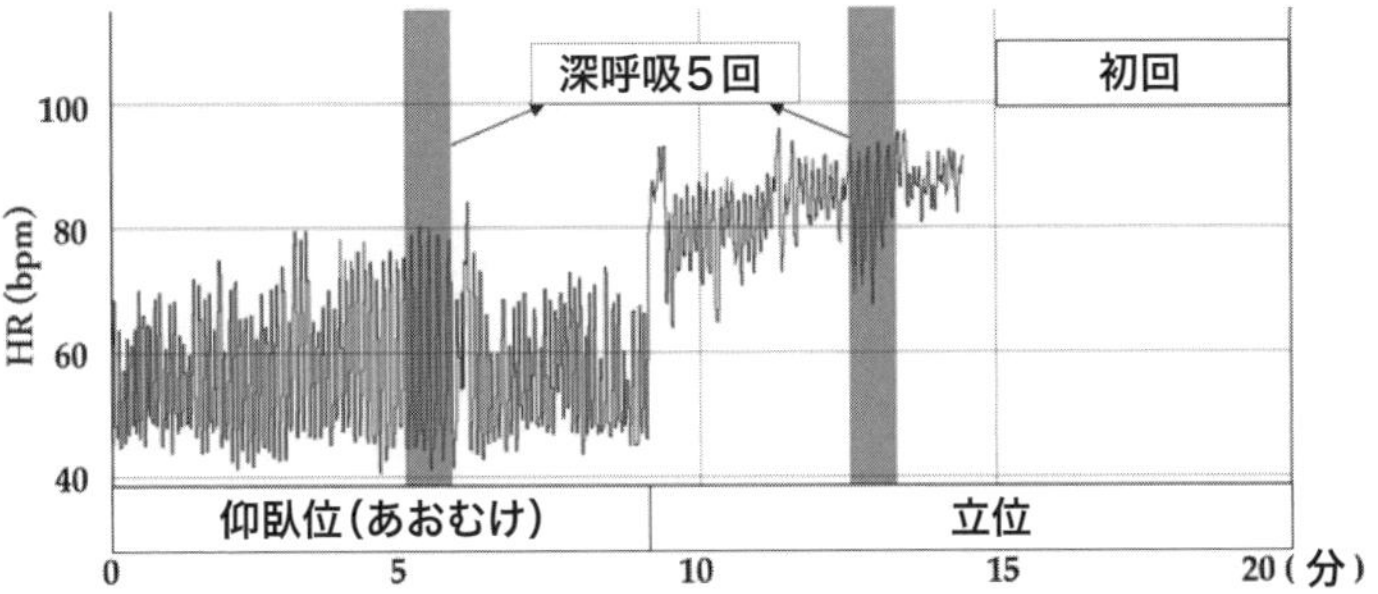

図27　高校生バスケットボール選手の心身連関テストの結果

拍変動が大きいとは、瞬時心拍数が下げられるけれども上げざるを得ない状態です。心臓副交感神経機能が高められるから瞬時心拍数は下がるのです。しかし、瞬時心拍数が顕著に上がってしまうのは心臓副交感神経機を安定して良好な状態を維持できないからです。休息姿勢の臥位であってもストレスを感じているということです。

心拍変動の説明では、精神的ストレス、運動ストレス、心不全では心拍変動が小さくなることをお話ししました。しかし、深呼吸のように心拍変動が大きいのは、心臓副交感神経機能が揺さぶられていて、心と身体を改善しようとしていることが伺えます。

活動姿勢立位5分間の瞬時心拍数の推移は徐々に増加していく様子がわかります。深呼吸前後では瞬時心拍数が90拍／分前後で推移しています。立位姿勢でいることさえも徐々に交感神経機能が高まり、ストレス状態にあることを示しています。

立位深呼吸最少心拍数は約70拍／分まで下げられています。ストレスの蓄積が著しい場合は深呼吸をしても呼気時最少瞬時心拍数は下がりません。身体は改善しようとする方向に向かっていますが、安定していないことが考えられます。しかし、このような状況では、早々に疲労除去を中心としたコンディショニングが必要と考えます。「深呼吸」後も徐々に瞬時心拍数は増加していきます。心と身体のストレスが高い状態が考えられます。

図28は初回の鍼治療を終え、１週間後の鍼治療後の心身連関テストです。一目でグラフの変化がおわかりでしょう。

心拍変動の幅（振幅）は小さくなり、ある一定の幅で波のように上下に蛇行して推移しています。身体は徐々に瞬時心拍数を減少させようとしても減少させた状態を維持できないために心拍数が再び徐々に増加する現象が継続しています。心臓交感神経機能の高まりと低下の繰り返しによる心臓自律神経機能の不安定さを示しています。また、心拍変動で瞬時心拍数を下げようとしつつも増加するのは心臓副交感神経の高まりと低下です。

自律神経全体の不安定性が示されています。

呼吸による瞬時心拍数の大きな変化は心臓副交感神経由来の現象で、呼吸性洞性不整脈と言いました。一方、心拍変動はありつつも、ある一定の幅で徐々に瞬時心拍数が変

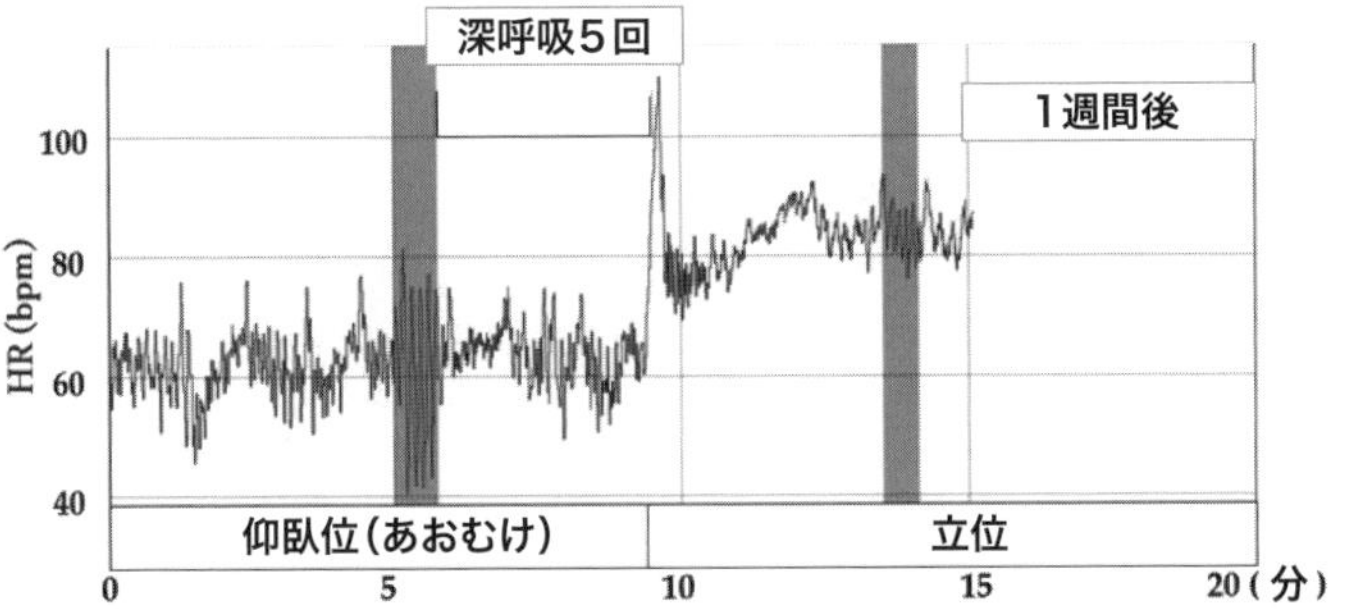

図28　鍼治療１週間後における心身連関テストの結果

化するのは心臓交感神経由来の現象です。次の4項目は、自律神経遮断剤を使った実験から得られた結果です。

①一呼吸の呼気時に瞬時心拍数が減少するのは心臓副交感神経機能の高まりです。

②一呼吸の吸気時に瞬時心拍数が増加していくのは心臓副交感神経機能の低下です。

③心拍変動がありながらも徐々に瞬時心拍数が増加するのは心臓交感神経機能の高まりです。

④心拍変動がありながらも徐々に瞬時心拍数が減少していくのは心臓交感神経機能の低下です。

この基本的な4パターンを理解したうえでグラフの変化を観察するとわかりやすいでしょう。

1週目の臥位深呼吸の最少瞬時心拍数は40・5拍／分まで減少しています。しかし、臥位平均瞬時心拍数が60・9拍／分ですから、約20拍／分だけ下げられる能力はあるけれども下げられないストレス状態にあり、心臓副交感神経の機能低下が認められます。

臥位深呼吸後の瞬時心拍数の蛇行は深呼吸前と比較してやや減少しています。深呼吸直後に副交感神経機能が高まり、安定した瞬時心拍数の推移に向けて改善されていると考えられます。深呼吸直後も初回と比較して心拍変動が改善され減少しています。

立位への姿勢変換したあと、徐々に瞬時心拍数が増加しますがピークを越えると下がり始めています。この現象は心臓交感神経の高まりで増加していますが、立位深呼吸前後では呼気時最少瞬時心拍数とほぼ同等で維持しています。初回と比較すれば瞬時心拍数の安定が観察できます。活動姿勢でも初回と比較してやや心臓自律神経機能の改善傾向が認められます。

図29は２週間後の鍼治療後の心身連関テストです。

主観的評価では疲労感が軽くなり、練習中のプレイ、日常生活においても心と身体が軽くなってきたとの回答を得ました。心拍変動はさらに減少して安定した瞬時心拍数の推移が観察できます。

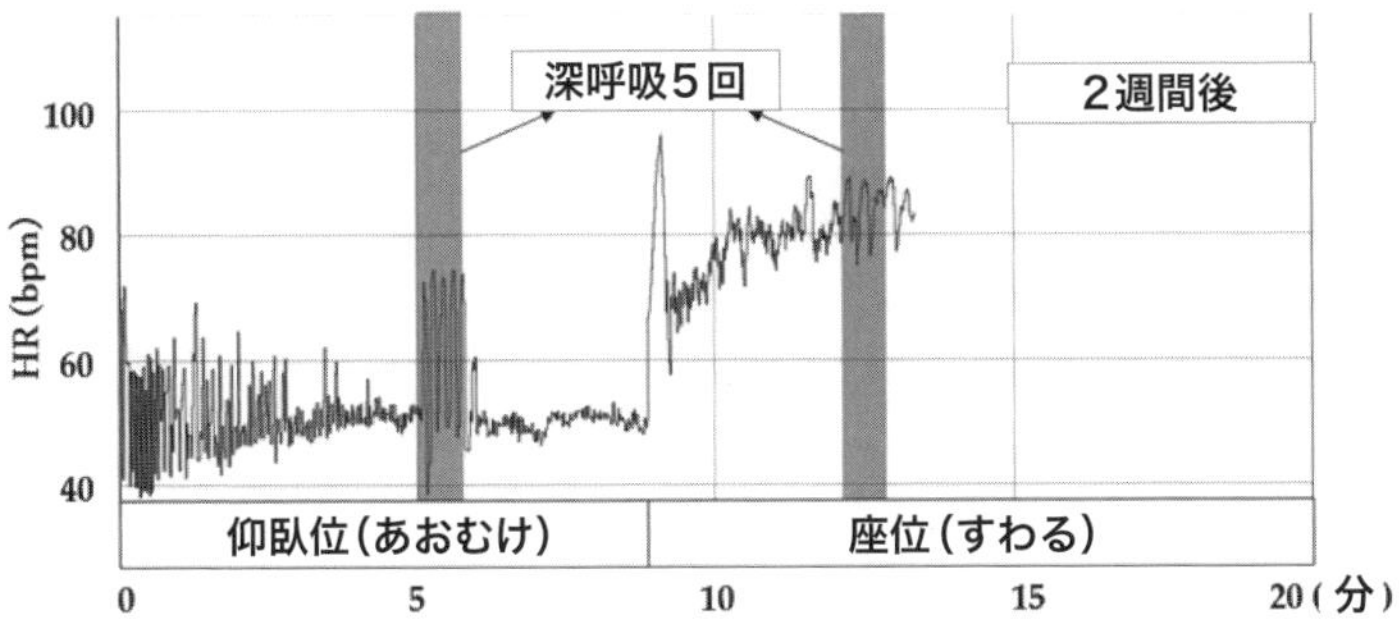

図29　鍼治療２週間後における心身連関テストの結果

これまでにもときどき大きな心拍変動がありましたが、嚥下《えんげ》（唾液を飲む）のとき、もしくは身体を多少動かすと出る反応で、じっとしていないと起こる反応ですが、異常な変動ではありません。

臥位5分間の平均瞬時心拍数は初回、1週目と比較して減少し、副交感神経機能の高まりが認められます。

臥位深呼吸では呼吸性洞性不整脈の呼気時心拍数がさらに減少していることから、副交感神経機能の高まりが考えられます。

臥位深呼吸後の3分間では大きな心拍変動が消失し、安定した瞬時心拍数の推移が観察できます。深呼吸後の安静臥位では深呼吸前の臥位5分間よりも副交感神経機能の高まりが確認できます。健常者の臥位姿勢の基準は50拍／分後半から60拍／分前半ですから、グラフから観察できる50拍／分前後まで平均瞬時心拍数が減少していることは良好な状態と考えられます。

立位では、体位変換してから徐々に瞬時心拍数の増加が確認できます。立位姿勢でいることだけでも不安定な状態は続いていると考えられます。立位での5回深呼吸時の呼吸性洞性不整脈が臥位と異なり不安定で、5回の深呼吸が確認できません。呼気時心拍数が下がらない状態です。休息姿勢では副交感神経は良好に機能していますが、活動姿勢の立位では副交感神経の抑制状態であることが推察されます。

図30は３週間後の鍼治療後の心身連関テストです。練習内容の質が高まり、疲労感が増しているという主観的評価を得ました。臥位の平均瞬時心拍数はこれまで継続してきた中でもっとも高値です。瞬時心拍数の推移も大きく蛇行しており、なかなか心拍数が減少した状態を維持できません。心拍変動の振幅は小さいままですが、心臓交感神経の高まりによる瞬時心拍数の増加傾向に進むか、心臓交感神経機能の低下により瞬時心拍数の減少に転じるかの境目にいる状態です。このまま副交感神経機能を高める手法を継続するか、もしくは心と身体のリフレッシュを目的としたコンディショニングを導入しなければ初回の心身連関テストの状態まで体調が悪化する可能性があると考えら

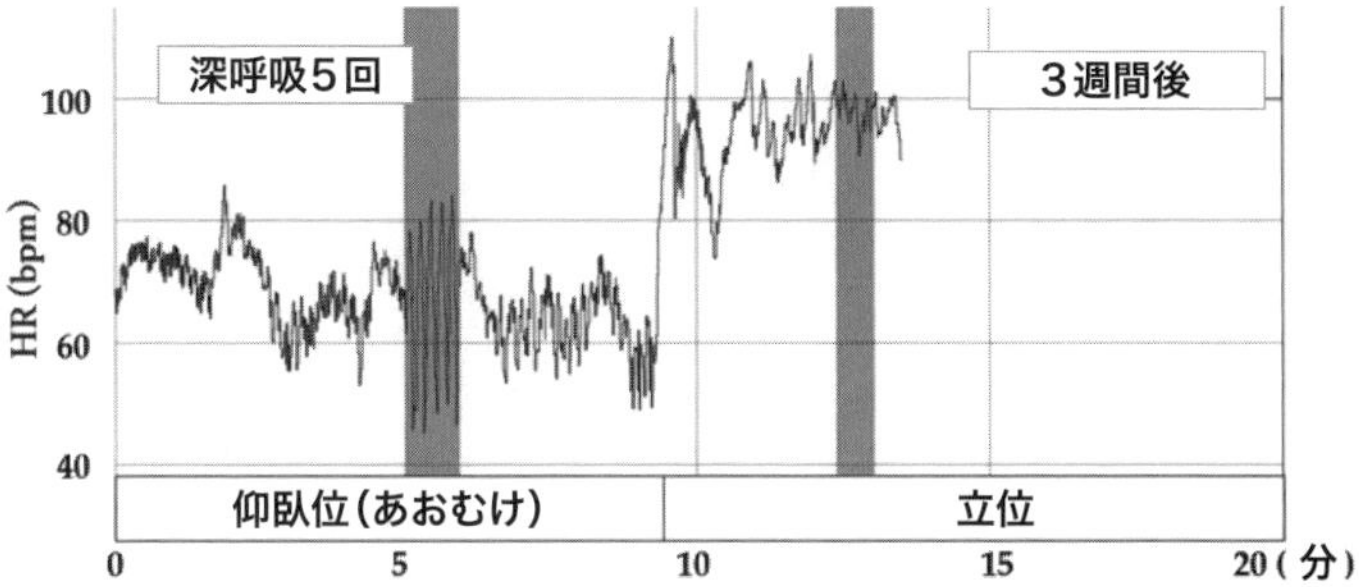

図30　鍼治療３週間後における心身連関テストの結果

れます。

しかし、臥位深呼吸後の3分間は深呼吸前の臥位5分間と比較して、明らかな心拍変動の安定が認められます。「深呼吸」が正しくおこなわれているので、日頃からリラックスを目的に同様の「深呼吸」で体調を整えることが必要であることがわかります。「深呼吸」により、人は瞬時に変化することが確認できます。

立位での心拍変動は、立位深呼吸時が呼吸性洞性不整脈となっていない状態です。立位での深呼吸は深呼吸になっていないほどのストレスがあると考えられます。

3週間にわたって鍼治療を継続した高校バスケットボール選手の体調評価を心身連関テストによる自律神経機能について瞬時心拍数でご説明しました。

健常者の安静時臥位での基準は50拍/分後半から60拍/分前半、座位では70拍/分です。体調悪化にともない、①瞬時心拍数の推移は蛇行するようになります、②瞬時心拍数の心拍変動が大きくなります、③その後、心拍変動が減少し、瞬時心拍数は増加した値で推移します。心不全、糖尿病などの自律神経系疾患では特異的に心拍変動が小さくなります。

症例２は、オリンピック・メダリストの結果です。メダルを獲得したあとに腰痛と右肩痛のために練習がまったくできなかった選手の体調を把握するために心身連関テストを実施しました。（図31）この結果は日本体力医学会で発表しました。

安静臥位で平均瞬時心拍数が１００拍／分前後、立位では１００拍／分以上で推移しています。運動強度を心拍数で考えると、１００拍／分前後の瞬時心拍数で推移している運動は中高年の速歩かジョギング程度の運動強度に相当する心拍数で、運動をしていない安静時でのこの状態は明らかな心臓副交感神経が機能低下、心臓交感神経機能の高まりを起こしてストレスを受けている状態です。臥位深呼吸での呼吸性洞性不整脈は、呼気時最少瞬時心拍数が徐々に増加しています。深呼吸は心臓交感神経機能が高まりを示すりきみがあり、正しい深呼吸で

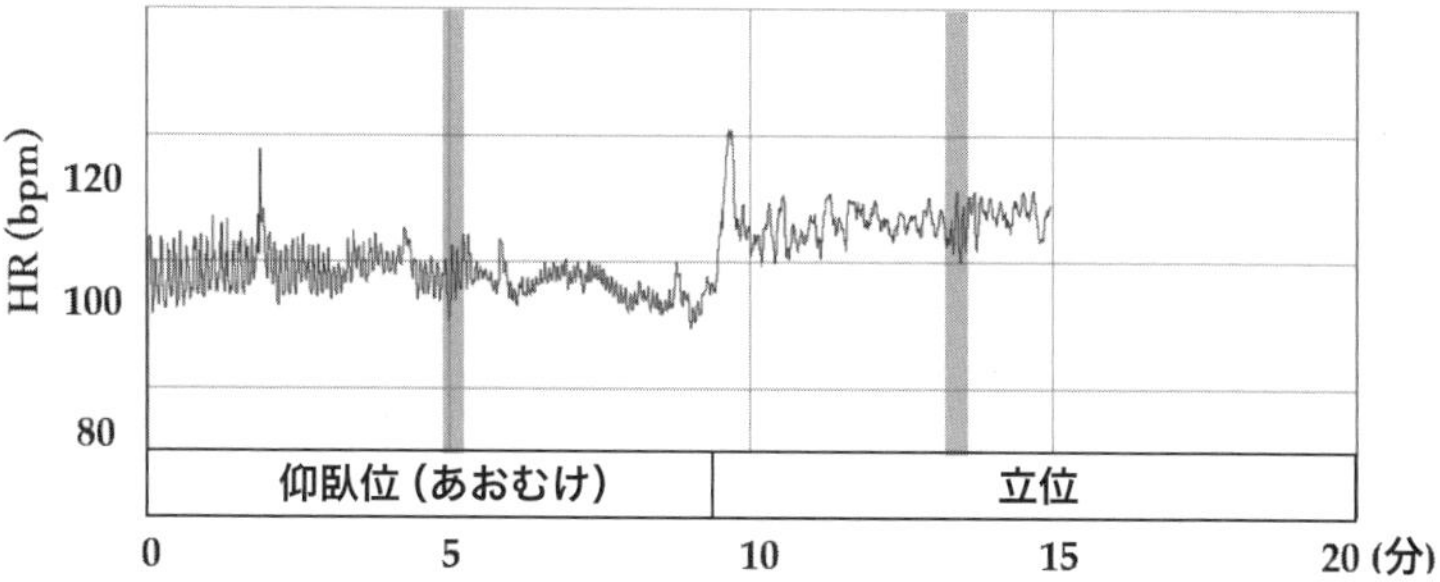

図31　アーチェリー競技オリンピックメダリストの絶不調時における心身連関テストの結果

はありません。しかし、肺でのガス交換を大きくおこなうと副交感神経の機能は高まるので、深呼吸前後の臥位瞬時心拍数の比較は深呼吸後のほうが安定して徐々に低下しているのがわかります。

立位5分間の心拍変動は臥位よりも密ではないので一呼吸に要する時間が長くなっていることが推測されます。また、110拍／分前後まで瞬時心拍数が増加しています。熟睡もできないと申告していて、心と身体が落ち着けない状態であることがわかります。瞬時心拍数の推移を心拍変動、呼吸性洞性不整脈から観察すると心臓副交感神経機能の低下、心臓交感神経機能の高まりが起きているストレス状態と考えられます。

症例3は、アーチェリー女子日本代表ユース選手の心身連関テストの計測結果です。世界ユース選手権・アルゼンチン大会、国体で優勝、国内大会でも優勝経験のある選手です。2017年から2019年までの体調に関して、継時的に追っていきました。この結果は日本体力医学会で発表しました。

図32は2017年12月、高校1年生の結果です。

臥位の平均瞬時心拍数は70・5拍／分で心拍変動は約10拍／分の振幅の中で瞬時心拍数

が蛇行しながら推移しています。ストレスがやや蓄積しているように評価します。安静臥位の基準は50拍／分後半から60拍／分前半ですから、10拍／分ほど瞬時心拍数が増加しています。瞬時心拍数が蛇行するということは心臓交感神経機能の高まりと低下があるために増減を繰り返しながら推移している状態です。また、瞬時心拍数を下げようとできる一方で維持できない、心臓副交感神経機能の低下も考えられます。

臥位深呼吸の呼気時最少瞬時心拍数よりも深呼吸前後の臥位５分間ならびに３分間の瞬時心拍数が増加と減少を繰り返しています。明らかに心臓交感神経機能の不安定性が考えられます。また、立位への姿勢変換直前には徐々に瞬時心拍数が増加しています。これは心臓交感神経機能の高まりを示しています。

立位への体位変換による瞬時心拍数は徐々に増加に転じ

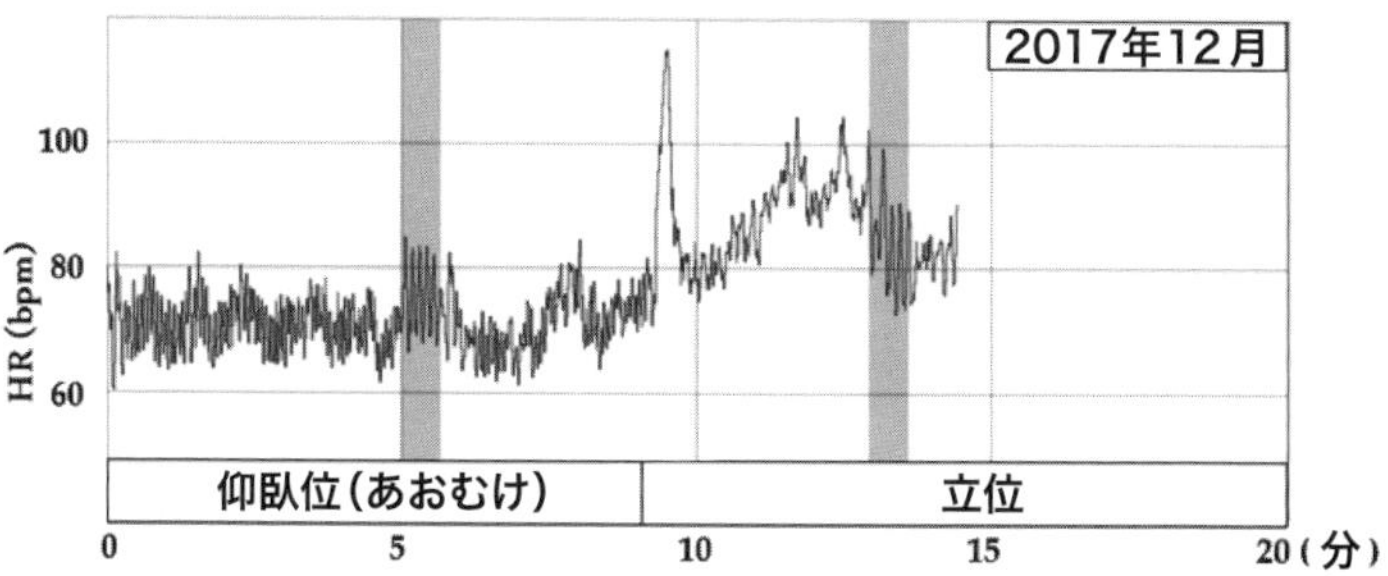

図32　アーチェリー競技、日本ユース代表選手における心身連関テストの結果（高校１年生12月）

て100拍／分を超えるときもあります。この結果は、心臓交感神経機能の高まりです。このような体調のときはストレッチング、入浴、睡眠時間、日常的に深呼吸を取り入れることなどをして、心臓副交感神経機能を高めることが必要です。休むべきときには休まないと慢性疲労の蓄積によって、長期間体調が回復しない場合もあります。

しかし、立位深呼吸による呼気時最少瞬時心拍数が80拍／分以下に下げられているので、ストレスを回避できる自助能力は充分にある状態です。この状態でさらに練習を重ねていくと慢性疲労になりかねない状態とも言えるでしょう。毎日の技術練習以外に、定期的な基礎体力（筋力・筋持久力・柔軟性・協調性／バランス・全身持久力）トレーニングが精神的ストレスにも耐えられる強い自律神経機能を鍛えることにもなるので、心身の土台

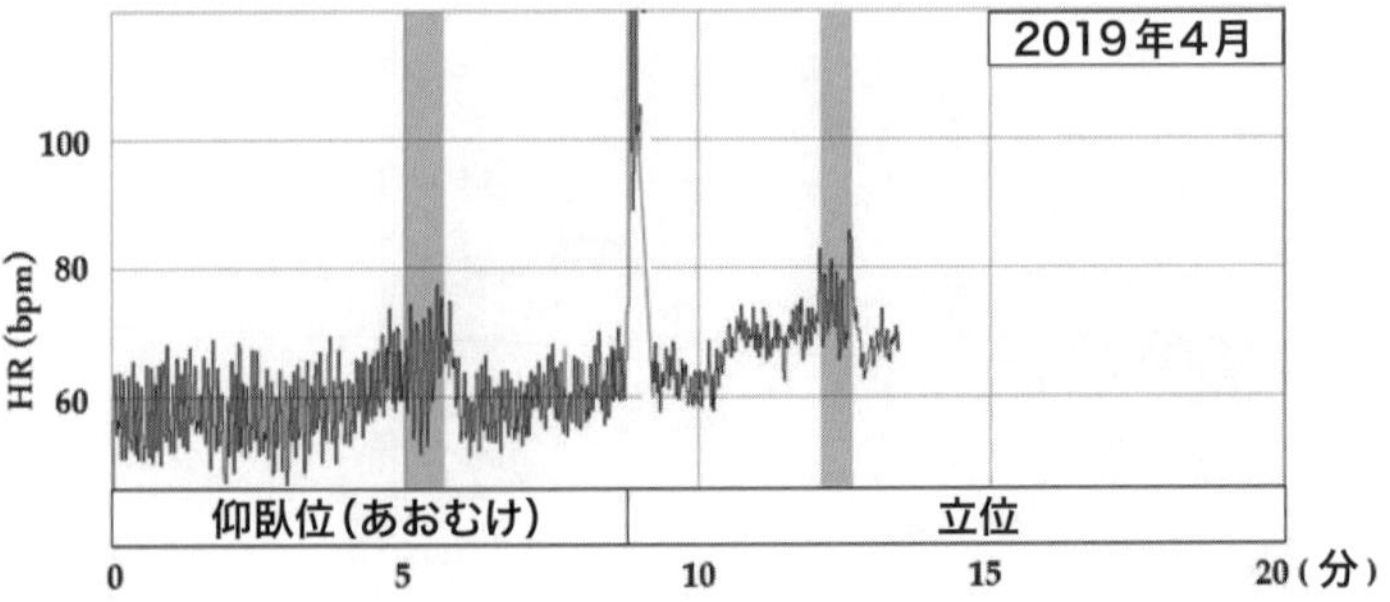

図33　アーチェリー競技、日本ユース代表選手における心身連関テストの結果（高校3年生4月）

作りも重要です。総じて、現状は心臓自律神経が不安定な状態です。

図33は、２０１９年４月で高校３年生になったときの結果です。

臥位の平均瞬時心拍数は57・８拍／分、瞬時心拍数の推移は多少の蛇行は認められますが、60拍／分を下回る状態で安定しています。立位の平均瞬時心拍数は66・５拍／分です。時間の経過にともなって増加傾向にありますが、体調評価としては良好と考えられます。

図34は２０１９年７月の結果です。臥位の平均瞬時心拍数は62・９拍／分で、やや蛇行しながら推移しています。臥位深呼吸の呼気時最少瞬時心拍数は51・１拍／分まで下げることができるので、約10拍／分の副交感神経機能を抑制しています。臥位姿勢は深呼吸で下げられる心拍数まで下げられない何らかのストレスがあるという

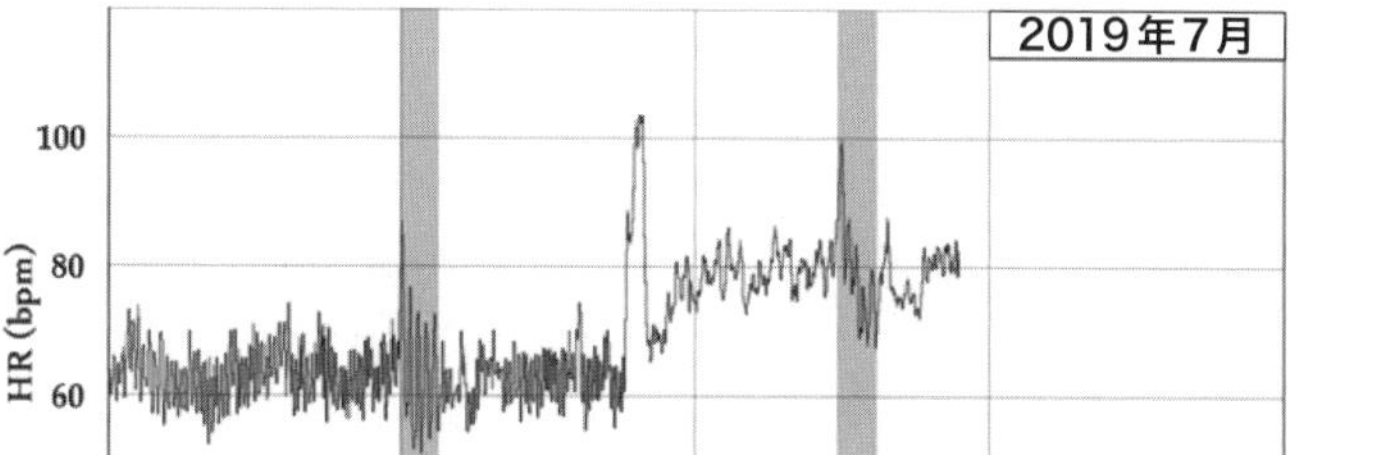

図34　アーチェリー競技、日本ユース代表選手における心身連関テストの結果（高校３年生７月）

ことです。言い換えれば、深呼吸で心拍数が下げられるので、日常的に「深呼吸」を取り入れることで心臓副交感神経機能を高めて心と身体を落ち着かせることができるということです。

次は、２０１９年12月の結果です。（図35）臥位の平均瞬時心拍数は58・1拍／分、やや蛇行していますので心臓交感神経機能が不安定な状態です。しかし、臥位深呼吸後は瞬時心拍数の推移の蛇行が減少しています。臥位深呼吸の呼気時最少心拍数は48・1拍／分です。平均臥位瞬時心拍数と臥位深呼吸の呼気時最少瞬時心拍数の差がなく、60拍／分を下回っていることが心臓自律神経機能の良好な状態を示しています。

このグラフからは約10拍／分の差があり、心臓副交感神経機能の低下していることが考えられます。立位姿勢への体位変換後の瞬時心拍数の推移は、非常に大きく増

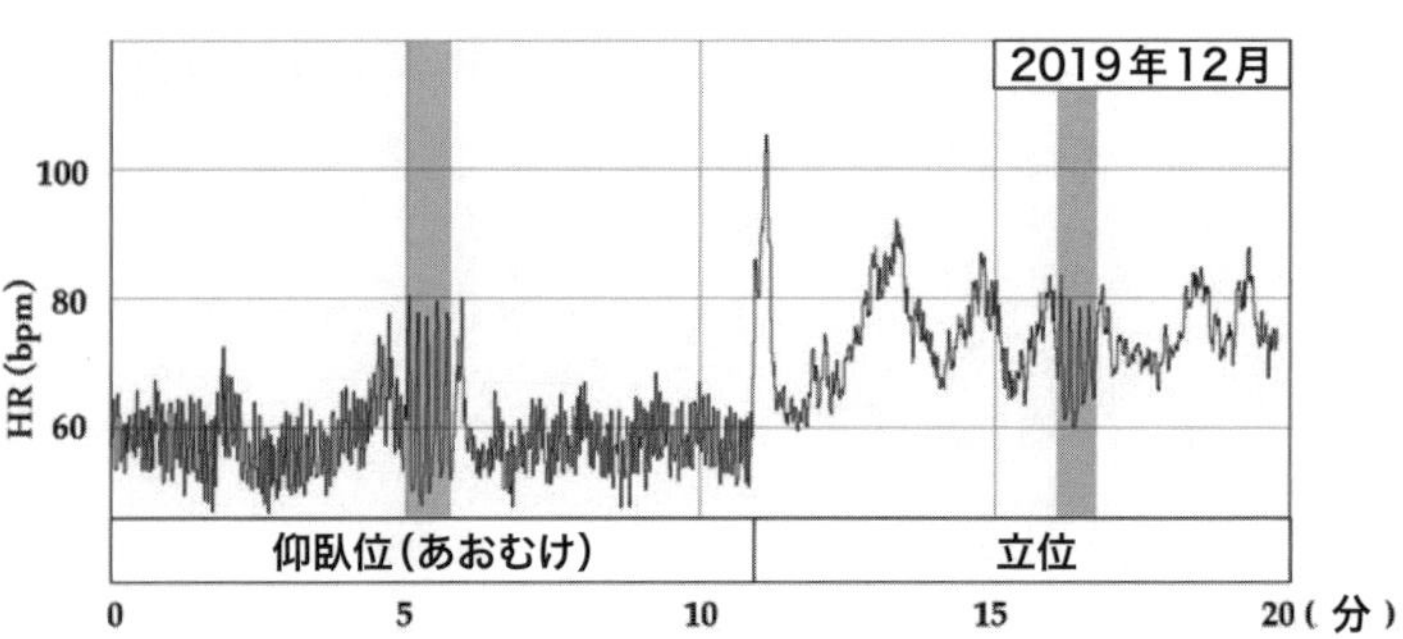

図35　アーチェリー競技、日本ユース代表選手における心身連関テストの結果（高校３年生12月）

加と減少を繰り返しています。立位の活動姿勢においても副交感神経機能と共に心臓交感神経機能の不安定性が認められます。呼気時最少瞬時心拍数は立位平均瞬時心拍数と比較して約15拍／分の差があり、心臓副交感神経が低下しています。

このように、継続的に一人の選手を心身連関テストで観察していると、自律神経機能から体調管理に必要な情報が得られます。深呼吸による即時反応が生じるかどうかで、心臓自律神経機能状態も把握できます。

「心身連関テスト」は、心電図による瞬時心拍数、呼吸性洞性不整脈、心拍変動周波数解析を用いた自律神経機能検査です。

本書ではスポーツ選手を取り上げ、全国大会に出場する高校生バスケットボール選手からオリンピック・メダリストの体調管理について、心身連関テストによるコンディショニングの症例報告をしました。

次は、一般の方々を対象にした慢性的自律神経系由来の症例に対する心身連関テストの評価と深呼吸による効果について、呼吸曲線も含めた症例報告をします。

第4章

「見える深呼吸」の実際

1

正しい深呼吸は見ればわかる

正しい「深呼吸」は心と身体を瞬時に変え、心と身体を良好な状態へ導きます。しかし、間違った「深呼吸」は心と身体を乱します。

正しい「深呼吸」かどうかは、呼吸曲線と心電図による瞬時心拍数を観察すれば、心拍変動と呼吸性洞性不整脈から判断できます。もし、深呼吸による即時効果が自覚症状の変化によって感じない場合でも、正しい深呼吸は良好な心と身体へ確実に導く刺激になっています。その根拠は、深呼吸が自律神経機能を高める刺激であることが明らかになっているからです。

正しい深呼吸は自律神経機能を良好にする方向へ導くので、体調不良を改善する手段にも、万病予防の手段の１つにもなります。

図36は心療内科の医師から当院にご紹介いただいた、〝パニック障害〟と診断された患者さんの呼吸曲線と瞬時心拍数の推移です。初期の頃は図36で示すように座位の呼吸振幅にバラツキがあり、瞬時心拍数の推移は80〜90拍／分で推移していました。

しかし、自宅での深呼吸の練習を継続することで図37に示すように70拍／分前後の正常値で推移するようになりました。

座位瞬時心拍数は、徐々に深呼吸の呼気時最少瞬時心拍数に近づいています。深呼吸の継続により、自律神経機能が良好な心と身体の方向に導かれていくのです。

本来、自律神経はより良好な状態を維持させるため、常に微妙な調節をしています。疲労などさまざまな諸症

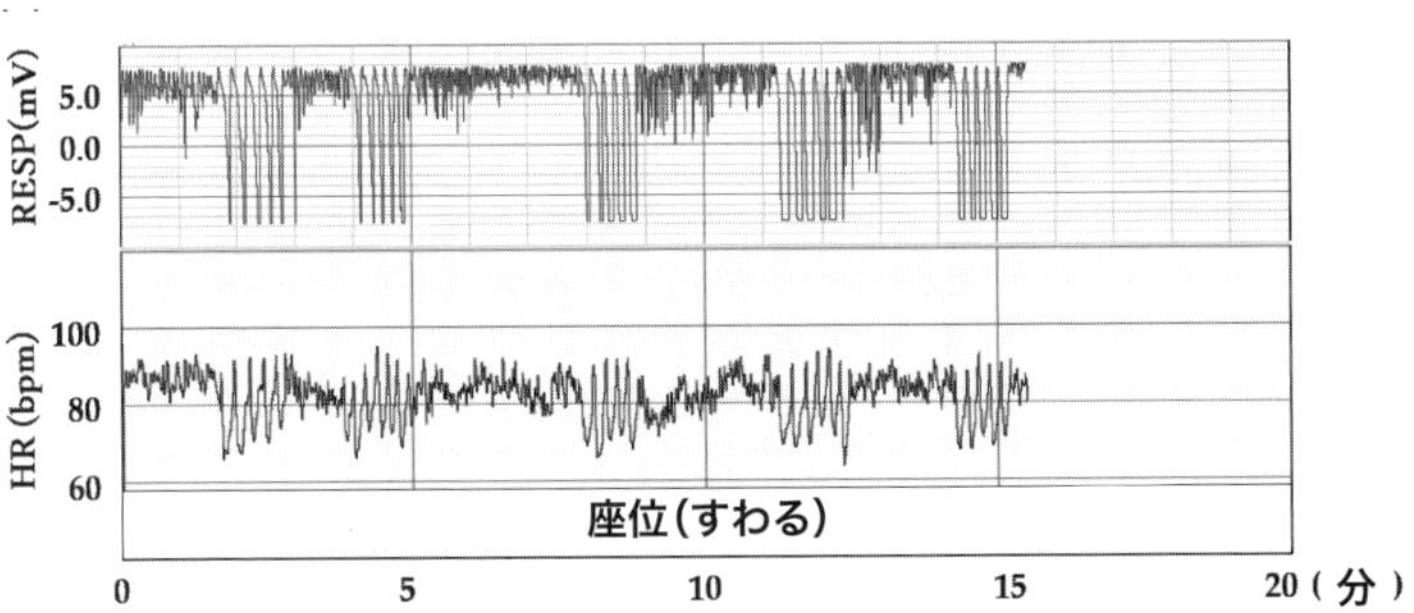

図36　深呼吸５回を５セットおこなった呼吸曲線(上)と瞬時心拍数(下)の推移

状を早期改善・早期回復させるために、無意識に調整する自動制御装置でもあります。多少の体調不良の際でも自律神経は心と身体の状態を健全な状態に導きます。

とくに季節の変わり目は、天候や気温の変化が大きいために体調を崩す方が多いものです。自律神経調節機能が弱いと外界の変化に心と身体が対応できないため、何らかの不調やその人にとって弱いところに症状がでてしまうのです。

原因不明の不定愁訴《ふていしゅうそ》、もしくは自律神経失調症と言われる症状の中には、頭痛、肩こり、腰痛、冷え性、ほてり、不眠、肌荒れ、便秘、イライラ、くよくよ、多汗、おねしょ、夜泣きなどがあります。こうした症状は多くの場合その人にとって不快なストレスが原因で発症します。

マイナスとなるストレス環境の下では呼吸が浅く、呼

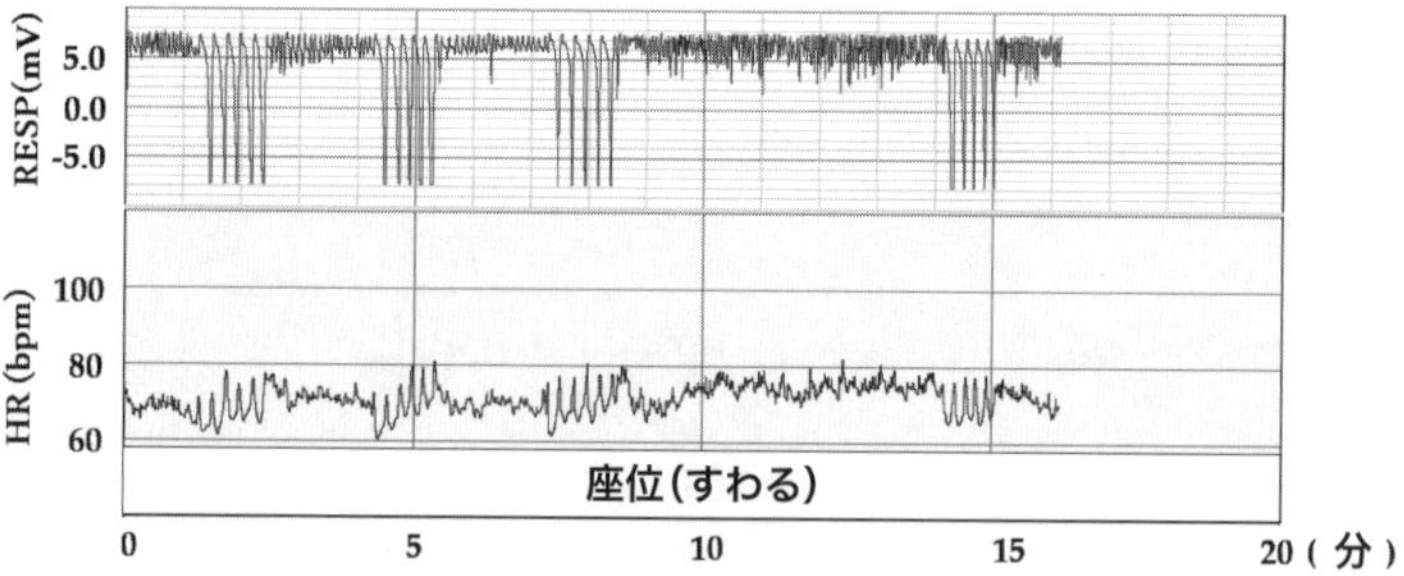

図37　深呼吸の練習を継続することが瞬時心拍数の減少による心臓自律神経機能の高まり

吸数が多くなり、息が大きくゆっくりと吐けなくなっていきます。首や肩周囲の筋を使って肩を上下運動するような胸式呼吸になって、息を吐き切らずにすぐに吸ってしまうことがあります。すると、血液中では酸素量が増えて二酸化炭素量が減ることにより、血液がアルカリ性に傾きます。体内の二酸化炭素が減り続けると突然に呼吸困難となり、手足のシビレ、めまい、耳鳴り、胸が痛くなり、全身のケイレンなどの身体的症状が起きます。視界が狭くなり、気が遠くなると冷静さを失いパニックになってしまうときもあります。この状態が過呼吸です。また、心臓交感神経機能が高まり、心臓副交感神経機能が抑制されます。

このような過呼吸の解決策は、大きくゆっくりと息を吐くことです。対処法は腹式呼吸で横隔膜を使ってゆっくりと大きく息を吐くことが重要です。腹式呼吸でゆっくりと大きく息を吐き、心臓副交感神経機能を高めて心拍数を減少させることで精神的パニックは回避できます。

また日常の健康行動の１つとして深呼吸をすることは、常に心臓副交感神経機能を高めて症状改善、気分良好な健康維持に貢献します。

人は精神的にも肉体的にもストレスを受けると呼吸が浅くなります。過呼吸にならなくても、浅い呼吸は心臓副交感神経機能を低下させ、心臓交感神経機能が高まり、心拍数の増加と筋緊張の増加につながります。このことがさまざまな症状の発症と増悪に連動します。

大きく息を吐くことで心臓副交感神経機能が高まり、呼吸性洞性不整脈によって瞬時に心拍数が下がります。結果的に心と身体の緊張と興奮が消失する方向に傾きます。感情的な興奮状態にある情動呼吸を意図的な随意呼吸によって自律神経機能を調整し、心と身体の興奮を抑えることで、冷静さと平常心が取り戻せるのです。

このように心拍変動と呼吸性洞性不整脈を基礎にした「深呼吸」の変化と瞬時心拍数の増減を用いた「心身連関テスト（第3章）」により、「見える深呼吸」が誕生しました。

本書で解説する正しい深呼吸のあり方は、冷静で落ち着いた心と身体の状態に導き、呼吸と心拍数が良好になっていく様子を目で確認することが目的です。

2

多汗症で書類がびしょびしょに濡れてしまう

症例4は、37歳、男性。主訴は両手掌の多汗症、多汗になることへの不安感が増すことで不眠症となり、心療内科に通院して薬物治療を継続していました。

この男性は期待通りの症状回復に至らなかったので鍼通電治療を希望し、運動を併用しました（この症例は日本体力医学会で発表）。

主訴の両手掌多汗症は、雑誌や書類などを持つとすぐに汗で濡れてしまうほどの病態でした。ことの始まりは、第1子が誕生してから夜泣きがひどく、熟睡ができなくなったことです。約2か月後から徐々に手のひらに汗をかくようになり、心療内科に受診して「自律神経失調症」と診断されました。薬物治療が始まりましたが1か月間の服用後も症状が増悪したため、ワラをも掴む思いで当院の鍼灸治療を期待して来院された症例です。

心身連関テストは治療前、4週後、8週後、12週後の4回測定しましたが、回復には症例1の高校生バスケットボール選手と同様の経過をたどって症状良好に至りました。

鍼治療はメカニズム鍼治療M6（第3章—3）を中心に、心臓副交感神経機能を亢進させる手法を採用して、鍼治療を1〜2回／週および自宅での運動を3〜5回／週の継続をしました。

運動による自律神経機能の改善については、健常者、アスリートのほか、心不全・糖尿病・腎不全に罹患《りかん》している患者さんを対象として、歩行、ストレッチング、筋運動、水泳の前後に心拍変動周波数解析による自律神経機能評価をしている多数の報告があります。実験や臨床報告での条件に違いはありますが、いずれも自律神経機能の高まりが報告されています。

今回の運動は、大阪市立大学（現：大阪公立大学）医学部整形外科、大阪体育大学教授故市川宣恭先生が開発したダイナミック運動療法を基本として採用しました。心身連関テストの姿勢変換による活動姿勢は座位でおこないました。

心身連関テストの経過は次のように改善しました。（図38、39、40、41）

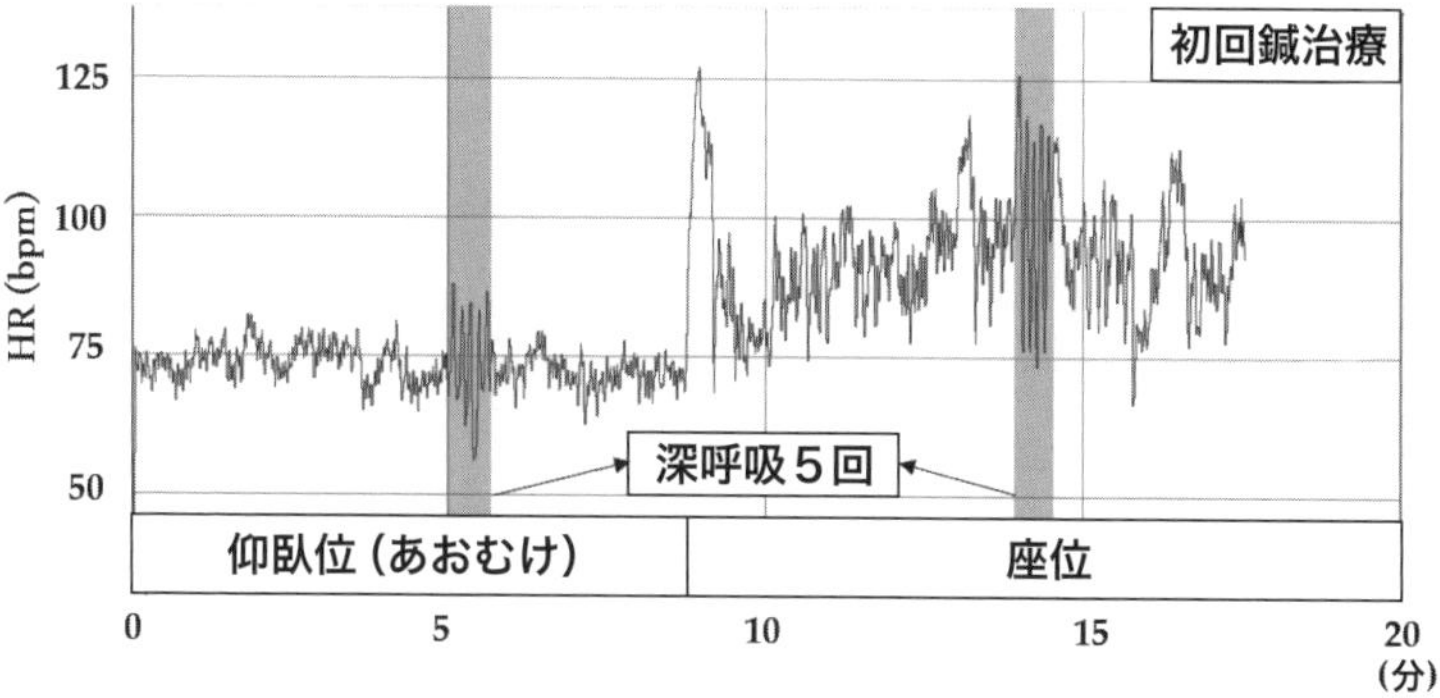

図38　自律神経失調症による多汗症を発症した症例の心身連関テスト

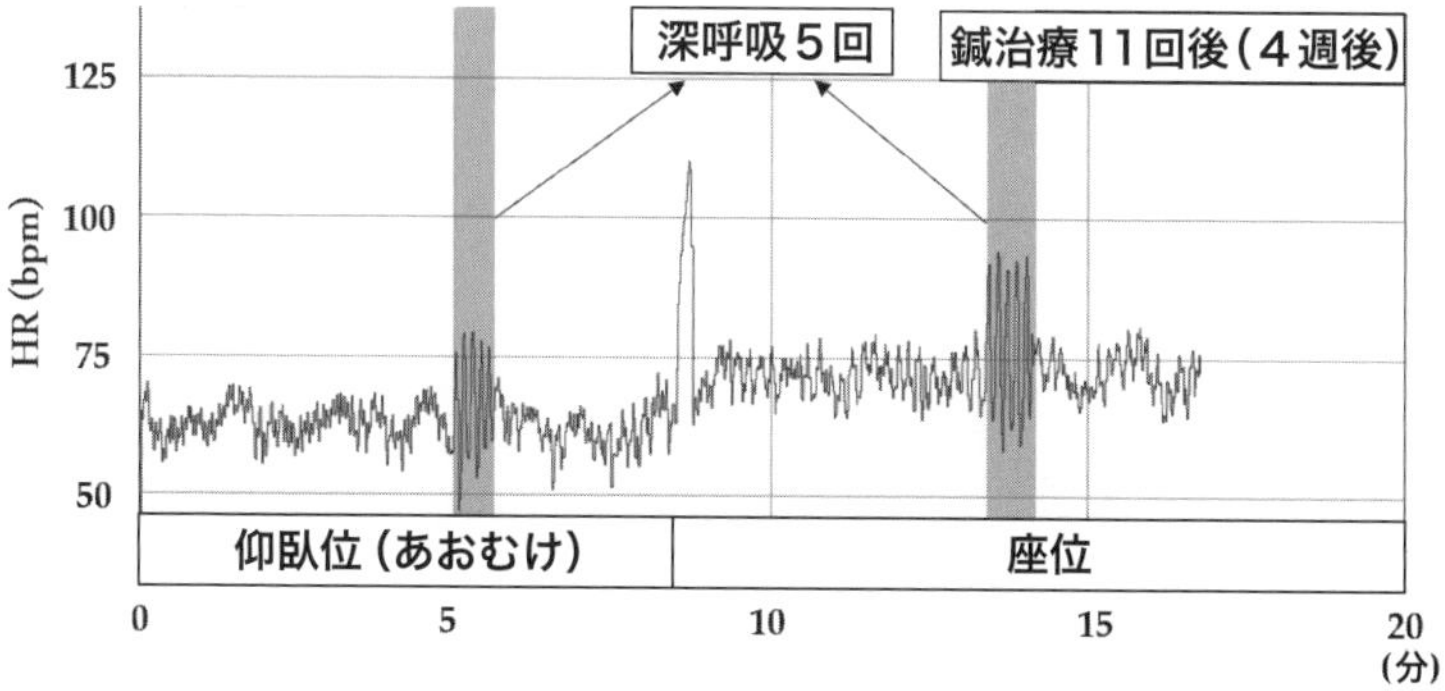

図39　多汗症を発症した症例の鍼治療４週目、心身連関テストの結果

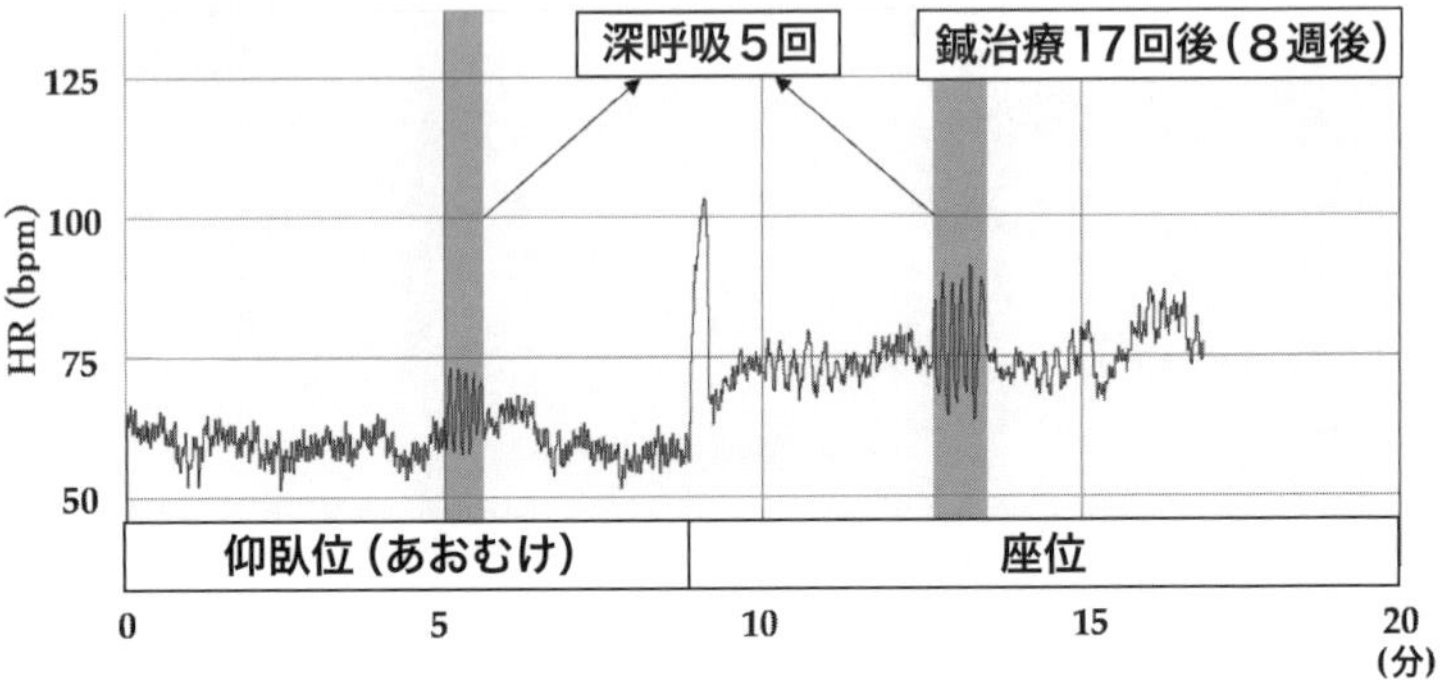

図40　多汗症を発症した症例の鍼治療８週目、
心身連関テストの結果

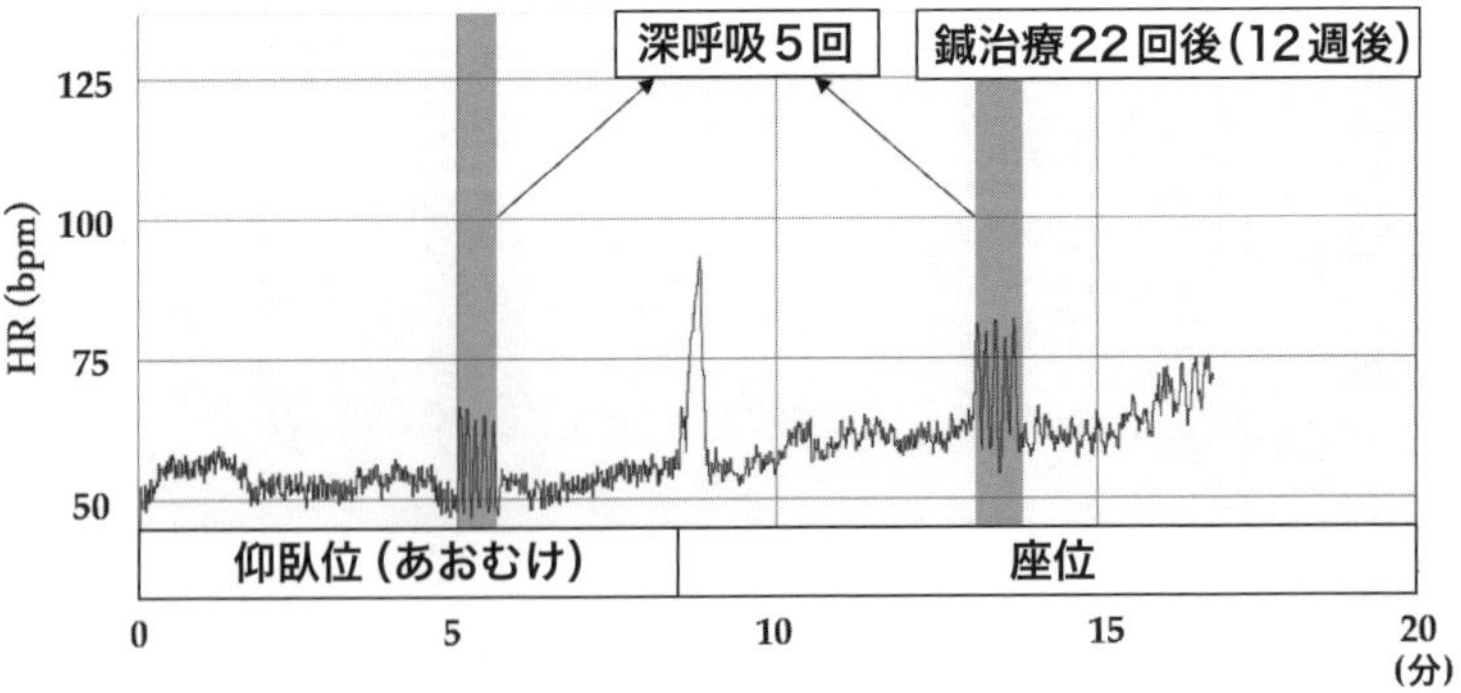

図41　多汗症を発症した症例の鍼治療 12 週目、
心身連関テストの結果

①臥位および座位瞬時心拍数の推移の心拍変動が徐々に小さくなり瞬時心拍数が減少しています。
②臥位の瞬時心拍数推移が臥位深呼吸呼気時最少瞬時心拍数と同様のレベルまで減少しています。
③座位の瞬時心拍数推移が座位深呼吸呼気時最少瞬時心拍数と同様のレベルまで減少しています。

心療内科受診の両手掌の多汗症に対して、薬物治療と併用してメカニズム鍼治療M６とダイナミック運動療法を継続することで症状良好になった症例の評価を「心身連関テスト」で確認しました。その結果、休息姿勢の臥位、活動姿勢の座位の瞬時心拍数の推移が正常値まで改善し、臥位ならびに座位の深呼吸呼気時最少瞬時心拍数と同等のレベルまで瞬時心拍数が減少しました。

定期的な心身連関テストによる「深呼吸の見える化」により、自律神経機能の回復が客観的に評価できました。

3

心身疲労を訴える

症例5は、34歳、男性。心と身体が疲れやすく、集中力を欠くときがあると訴えていた症例です。

初回メカニズム鍼治療M6前後の心身連関テストにより、瞬時心拍数から自律神経機能の高まりが認められました。鍼治療前後の心身連関テストから次の結果が得られました。（図42、43）

①臥位5分間瞬時心拍数の推移は鍼治療直後で心拍変動が小さくなり、瞬時心拍数は減少して推移し、正常値（50拍／分後半から60拍／分前半）まで改善し

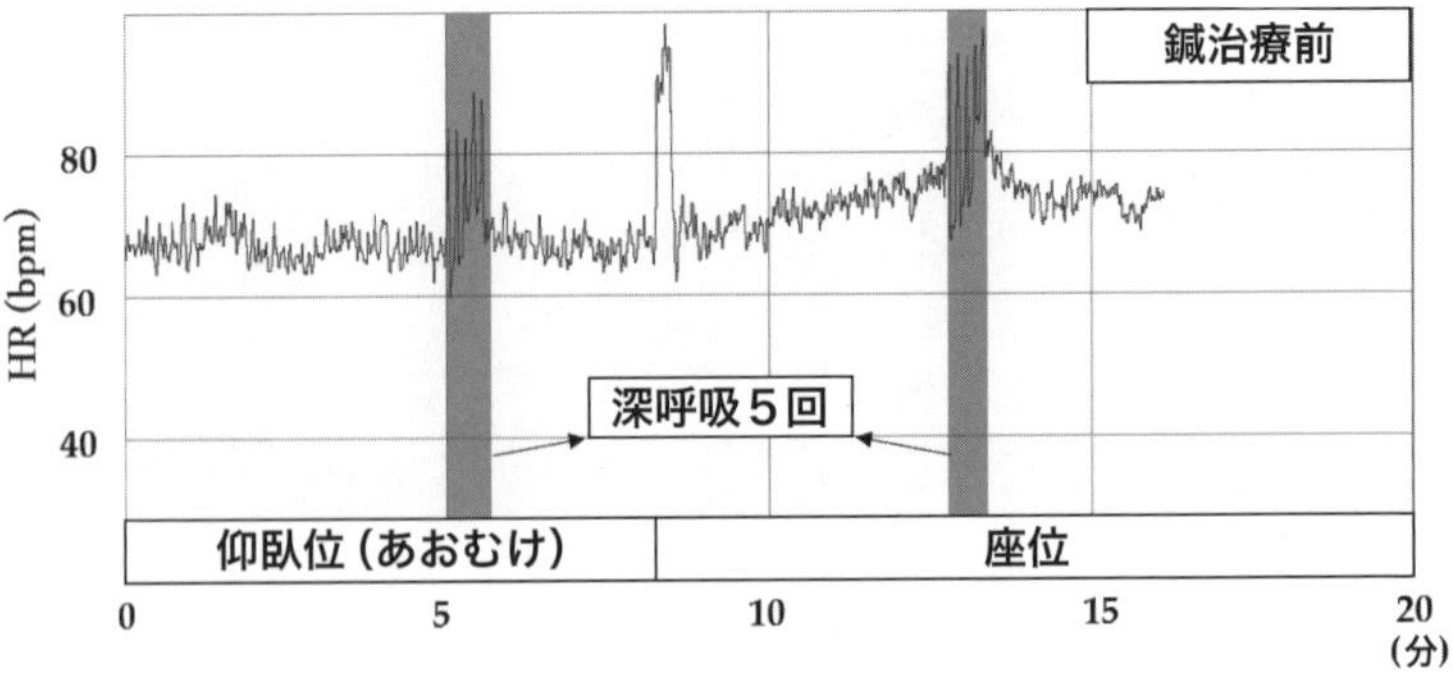

図42　心身疲労を訴える34歳、男性、鍼治療前の心身連関テスト

ました。

②臥位の深呼吸呼気時最少瞬時心拍数は鍼治療直後で臥位正常値よりも減少し、心臓副交感神経機能の高まりが確認できます。

③座位５分間瞬時心拍数の推移は鍼治療前では徐々に増加しているので心臓交感神経機能の高まりによる瞬時心拍数の増加が確認できます。

④座位の瞬時心拍数推移と座位の深呼吸呼気時最少瞬時心拍数は鍼治療後で同様の数値となり、正常に回復していると確認できます。

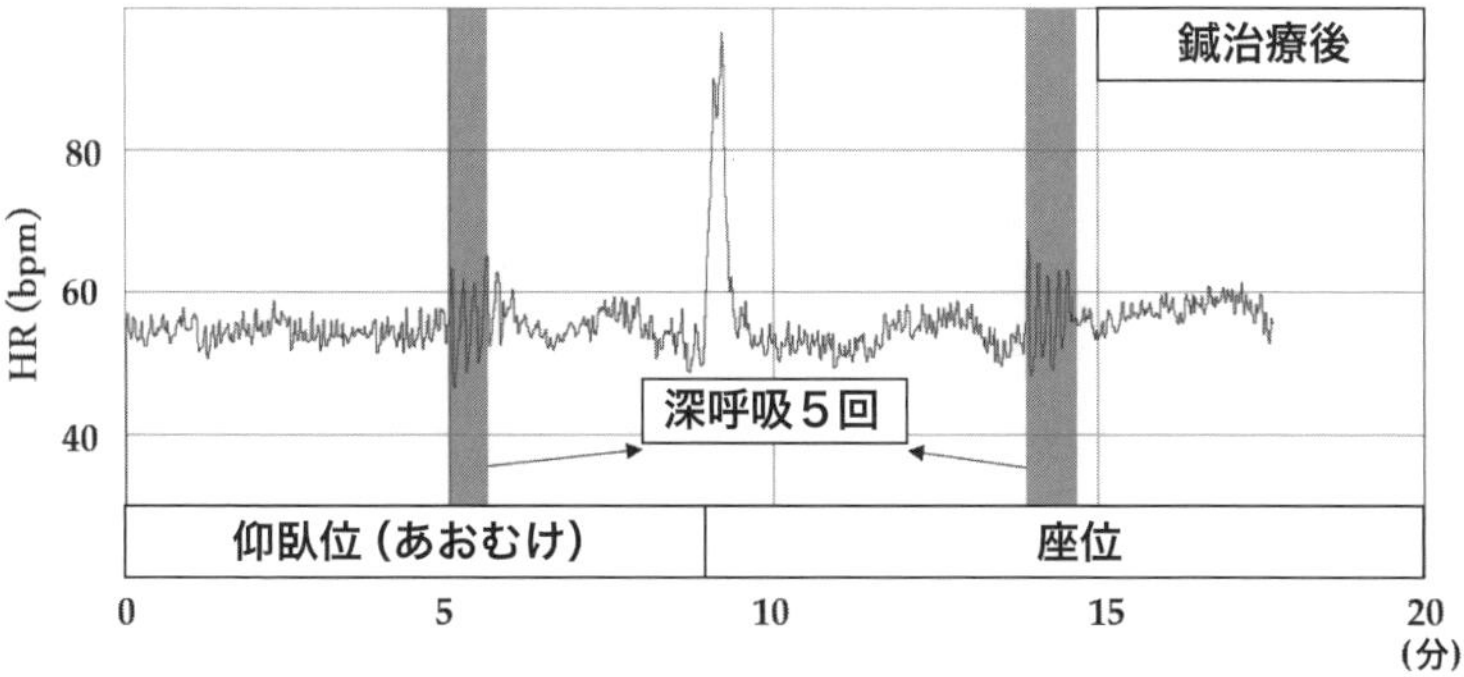

図43　心身疲労を訴える34歳、男性、
鍼治療直後の心身連関テストの結果

4

慢性の肩こり

症例6は、65歳、男性。医科の受診はない、日常的に疲労感、肩こりのある症例です。今回から呼吸曲線（グラフ上記）と瞬時心拍数（グラフ下記）の両者で心身連関テストから自律神経機能を確認します。腹部にバンドを装着し、腹式呼吸ができている場合に呼吸曲線は吸気時に上昇し、呼気時に下降します。（図44、45）

①鍼治療前、臥位の瞬時心拍数の推移は60拍／分前後の正常範囲ですが、活動姿勢の座位が休息姿勢の臥位よりも瞬時心拍数の推移が減少しています。また、座位瞬時心拍数の正常範囲70拍／分ですが60拍／分以下で推移しているので、活動姿勢の座位では心臓交感神経機能が高まらない状態にあります。

②鍼治療前、深呼吸は呼吸曲線が臥位、座位ともに大きく息を吐けないために呼吸曲線が

下降していません。また、瞬時心拍数の推移が臥位、座位ともに深呼吸の呼気時最少瞬時心拍数と同等であるので、この時点での最善の状態であると言えます。

③鍼治療前の臥位、座位深呼吸は、呼気時瞬時心拍数が徐々に増加しています。これは心臓交感神経機能の高まりを示す現象で、力みのある深呼吸です。

④鍼治療直後、臥位の瞬時心拍数の推移は40拍／分前半まで改善し、心臓副交感神経機能の高まりが認められます。しかし、座位の瞬時心拍数は40拍／分前半から50拍／分後半で乱高下しているので、活動姿勢での自律神経機能は安定していません。

⑤鍼治療直後、臥位の呼吸曲線の推移は呼吸振幅（肺のガス交換の量）が大きくなり、臥位深呼吸では呼吸振幅と呼吸周波数（一呼吸に要する時間）が長くなり、腹式呼吸による心臓副交感神経機能の高まりが認め

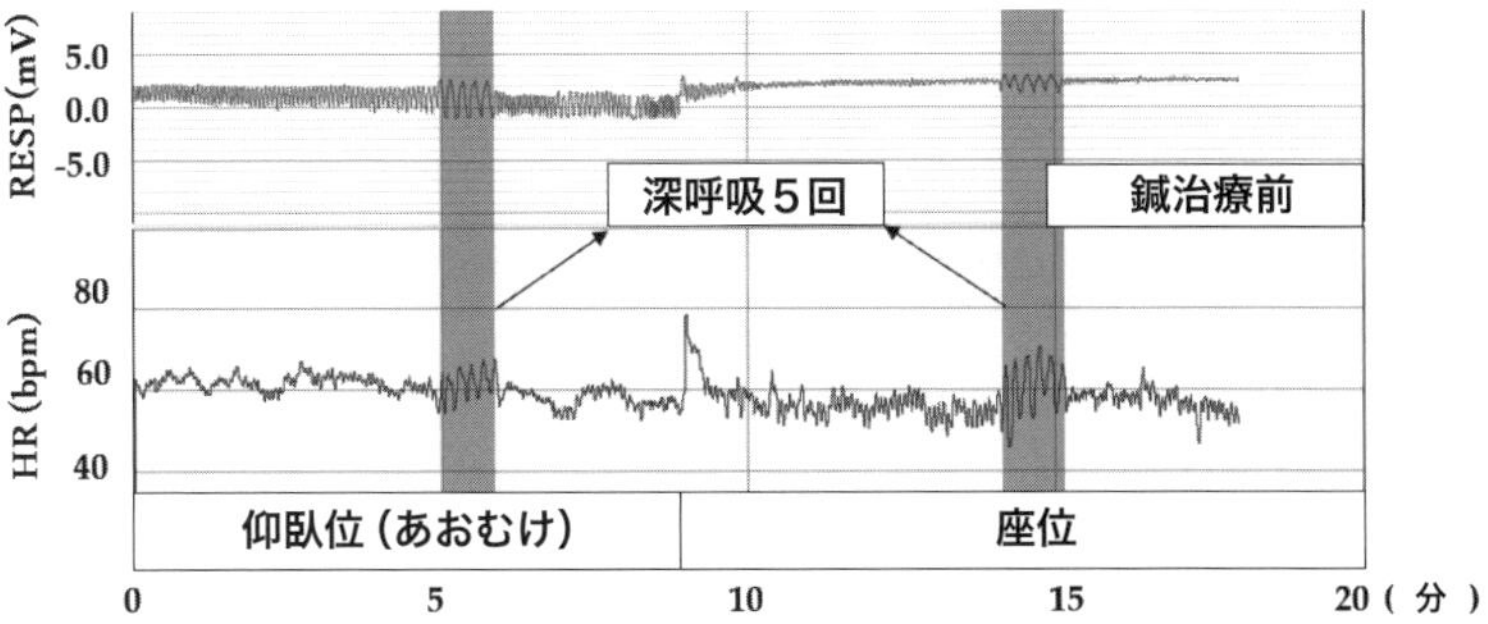

図44　慢性肩こりの65歳、男性、鍼治療直前の心身連関テスト

れます。座位の深呼吸でも呼吸振幅が大きくなり、心臓副交感神経機能の高まりが認められます。

⑥鍼治療直後、臥位の深呼吸最少呼気時瞬時心拍数と瞬時心拍数の推移が同等に近づき、心臓副交感神経機能の改善が認められます。

　鍼刺激前後の比較を心身連関テストにより評価すると、休息姿勢の臥位、活動姿勢の座位のいずれも瞬時心拍数が減少しました。また、呼吸曲線から呼吸振幅、呼吸周波数が大きくなり、肺でのガス交換が大きくなりました。鍼治療後は臥位、座位ともに深呼吸で大きくガス交換ができるようになり、総じて心臓副交感神経機能の高まりが認められました。

　正しい「深呼吸」の学習は自律神経機能の状態を良好にさせるだけでなく、深呼吸と姿勢変化による心臓自律

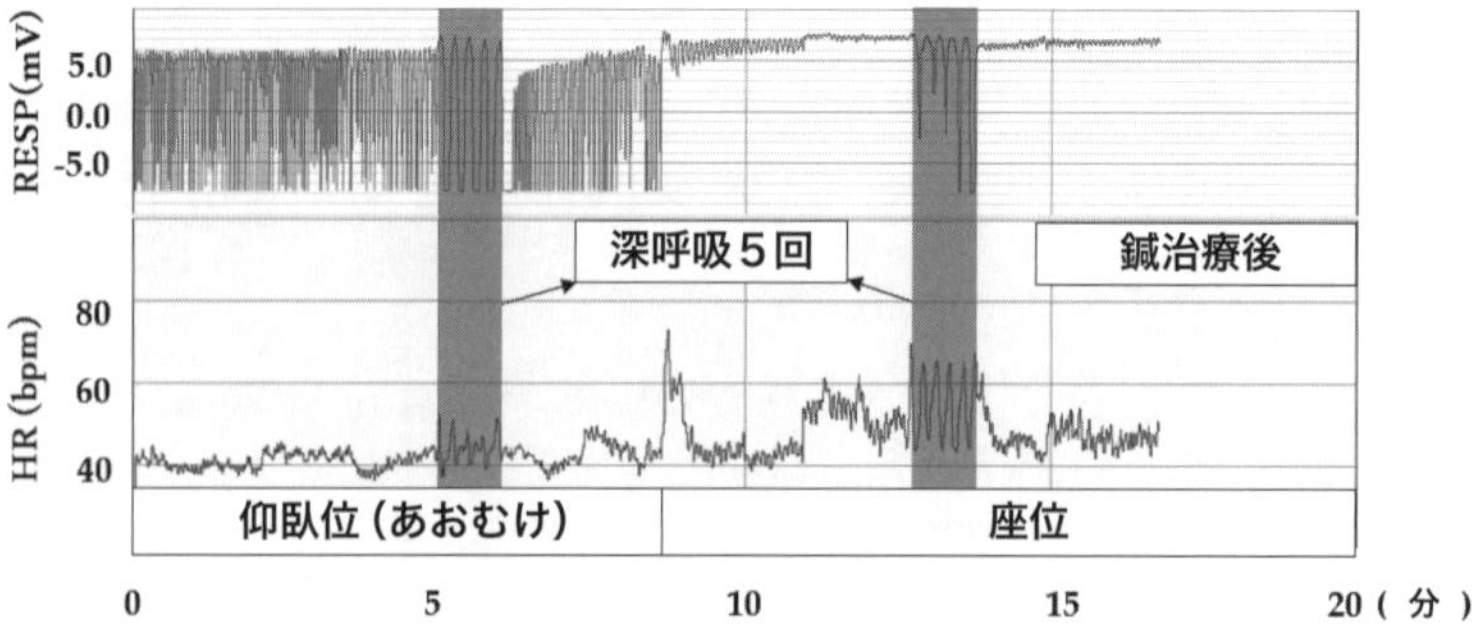

図45　慢性肩こりの65歳、男性、
鍼治療直後の心身連関テスト

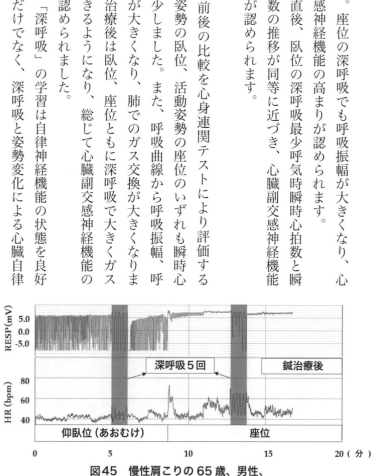

神経機能の〝見える化〟は、さまざまな刺激による自律神経機能を明らかにすることがわかってきました。

5

慢性的な頭痛、首痛、指先までのシビレ

症例7は、55歳、女性。慢性的な頭痛、首痛、右腕から指先までのシビレがある症例です。

整形外科での画像診断では異常が認められませんでした。鍼刺激は、メカニズム鍼治療M6を1回／週の頻度で継続しました。首には皮膚に対する接触刺激および軽擦刺激《けいさつしげき》を採用し、軽く皮膚に〝ふれる、さわる、さする〟程度の軽度皮膚刺激を鍼治療に併用しました。皮膚刺激は心臓副交感神経機能を高め、筋の柔軟性を高めます（第5章で詳述）。鍼治療と皮膚刺激の相乗効果で心臓副交感神経機能がより一層高まることが確認できました。

「心身連関テスト」は、鍼治療前、鍼治療後、14週後について次に示す結果となりました。

休息姿勢の臥位、活動姿勢の座位は、共に瞬時心拍数の推移が鍼治療前、鍼治療直後、

14週後と徐々に正常値まで減少し、心臓副交感神経機能の高まりが認められました。

①深呼吸は臥位、座位ともに徐々に振幅及び周波数が大きくなり心臓副交感神経機能の高まりが認められます。

②臥位、座位ともに瞬時心拍数が深呼吸の呼気時最少瞬時心拍数と同等に減少しており、心臓自律神経機能が正常まで回復していることが認められます。

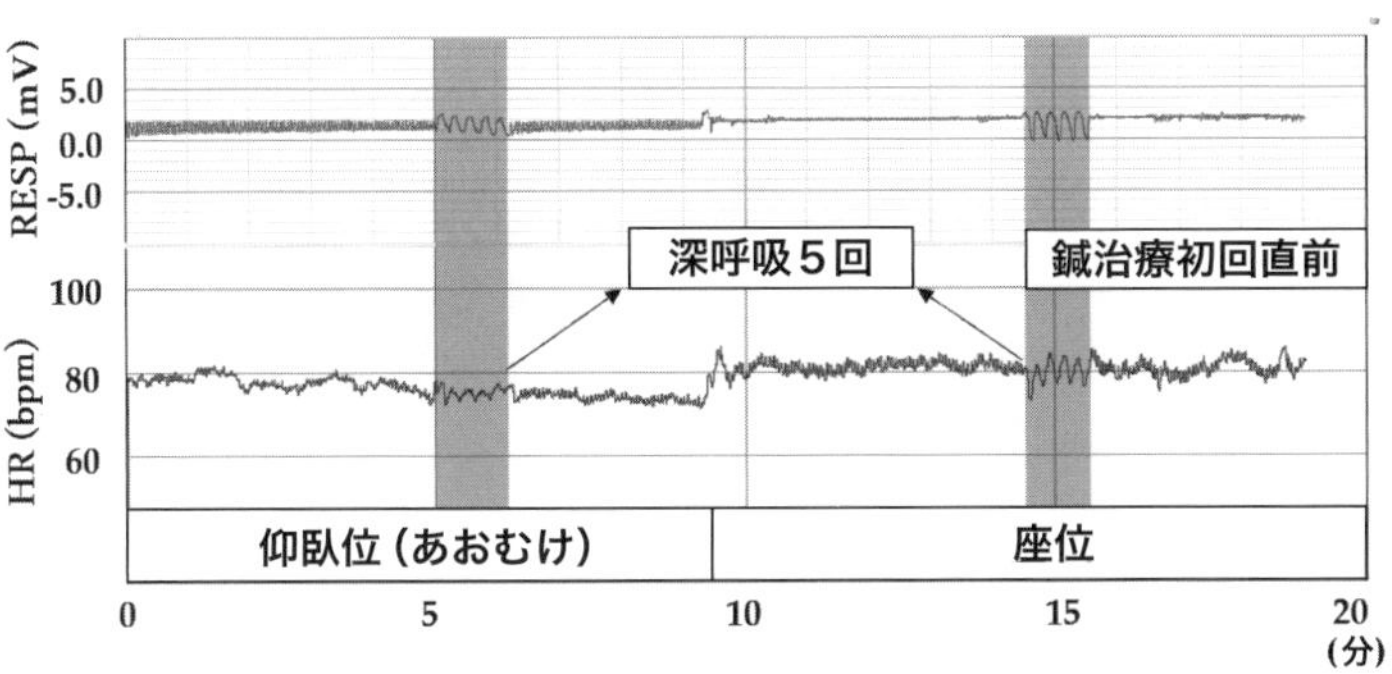

図46　慢性頭痛、首痛、指先のシビレのある55歳、女性、鍼治療直前の心身連関テスト

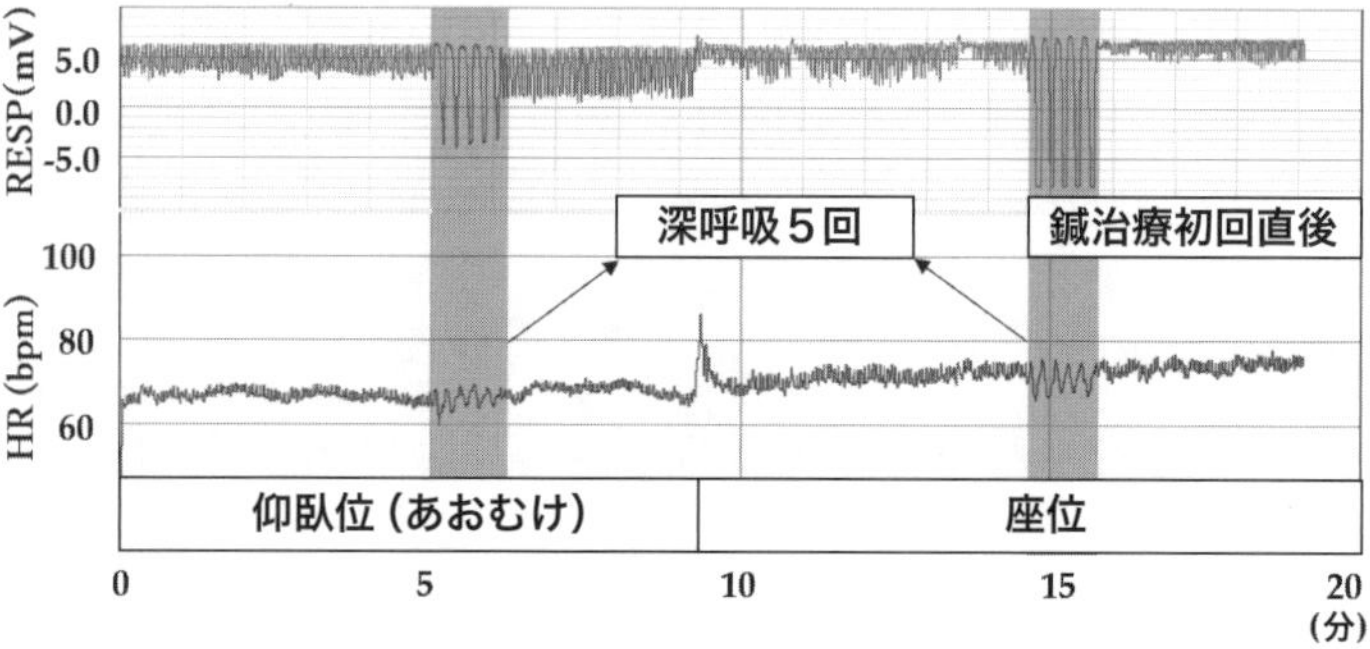

図47　慢性頭痛、首痛、指先のシビレのある 55 歳、女性、鍼治療直後の心身連関テスト

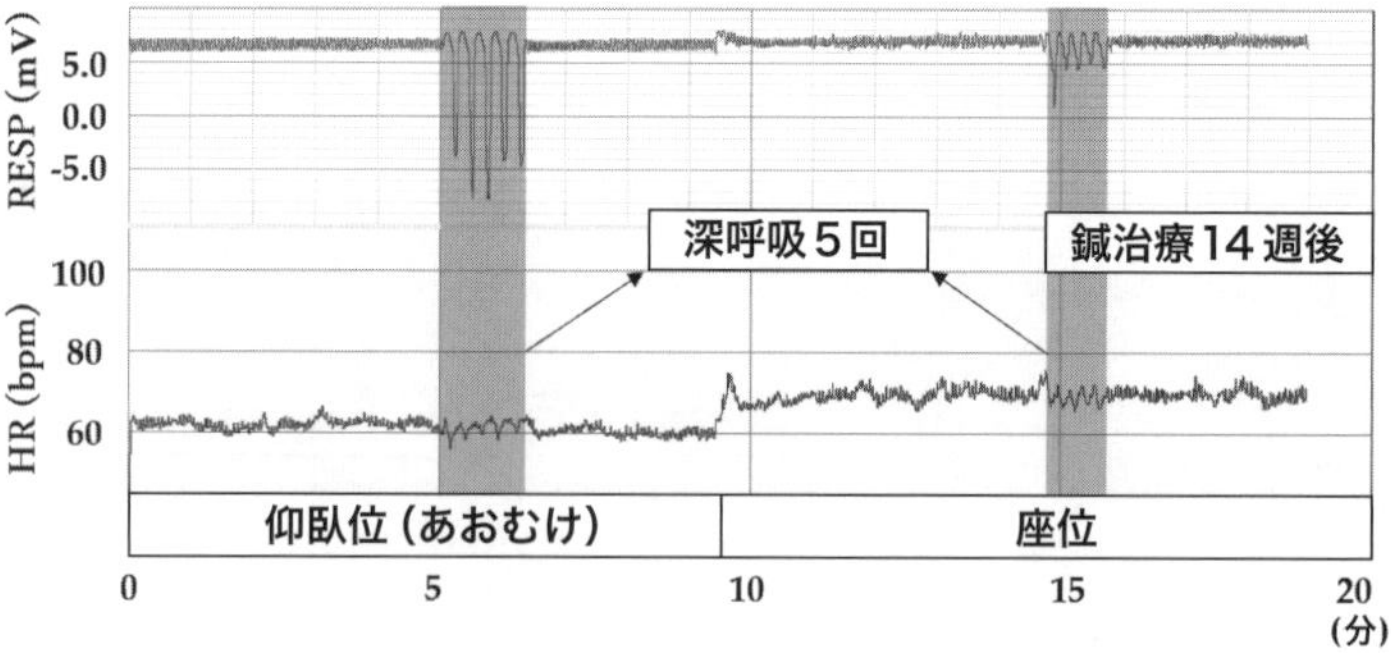

図48　慢性頭痛、首痛、指先のシビレのある 55 歳、女性、鍼治療 14 週後の心身連関テスト

6

胃の不快感で嘔吐する

症例8は、原因がはっきりしないままに嘔吐を繰り返す日々が続いていた、28歳、男性です。

近所の薬局で購入した胃薬を飲むと回復していましたが、症状が約3か月間も繰り返していたので内科クリニックに受診すると「自律神経失調症」と診断された症例です。

地方から東京に引っ越して、新たな就職先では飲食店4店舗の店長を指導・監督するエリアマネージャーとなりました。しかし、飲食業界は新型コロナウイルスの感染拡大から業績悪化が影響して閉店に追い込まれる姉妹店舗もあり、担当のエリアでは業績低迷が続いていくほどに体調が悪化していったそうです。

徐々に食欲がなくなり、食事の量が減り、体重も減って、友人との外食では食べ始めると胃の調子が悪くなり、途中で食事ができなくなることが多くなりました。電車に乗ると

「車内で嘔吐したらどうしよう」という不安感から電車にも乗れなくなってしまったそうです。

このように心配と不安から内科クリニックを受診して服薬治療をしていましたが、胃のスッキリした感じが戻らないために鍼治療を希望した方です。

生活環境が変わり、仕事上では失敗できないというストレスから食欲不振と食事の量が減り、体重も減ってきてしまい、自律神経症状と医師から診断を受けた方です。

そこで、自律神経機能を高める目的で鍼治療をおこないましたが、毎日のストレスを取り去るために深呼吸も指導しました。鍼治療前後の心身連関テストにより次のことがわかりました。

①鍼治療前後で瞬時心拍数の推移を比較すると、臥位、座位共に鍼治療後は心拍変動が減少し、瞬時心拍数は正常値よりもさらに減少を維持しています。心臓副交感神経機能の高まりが認められます。

②鍼治療後、呼吸曲線は座位による活動姿勢で呼吸振幅が大きくなり、心臓副交感神経機能の高まりが認められます。

③鍼治療後、臥位、座位における深呼吸呼気時最少瞬時心拍数は減少し、心臓副交感神経機能の高まりが認められます。

④鍼治療後、臥位、座位の深呼吸は共に呼吸振幅が大きくなり、呼吸周波数が長くなり、心臓副交感神経機能は高まっています。しかし、両者の呼気時心拍数の減少が少なく、さらに横隔膜を用いた腹式呼吸を継続的に練習して、日常での心臓副交感神経機能を高めることが症状良好を維持することになると思われます。

「深呼吸」で大きく息が吐けないことは、横隔膜を使えていないことを意味します。日常の運動不足があっても呼吸運動として「深呼吸」を日常的におこなうことは横隔膜を柔らかくすることになります。横隔膜は〝膜〟といっても実質的には筋肉が膜状になっているので、横隔膜は鍛えれば柔軟性が身につき、大きく伸縮します。横隔膜は〝歩く、走る、泳ぐ〟という運動以外もカラオケなどを利用して歌うこと、大きな声を出すことも呼吸運動として横隔膜を大きく動かすことになります。この患者さんには、いつでも、どこでも、気がついたときに「深呼吸」をしてもらうことで、徐々に改善していきました。

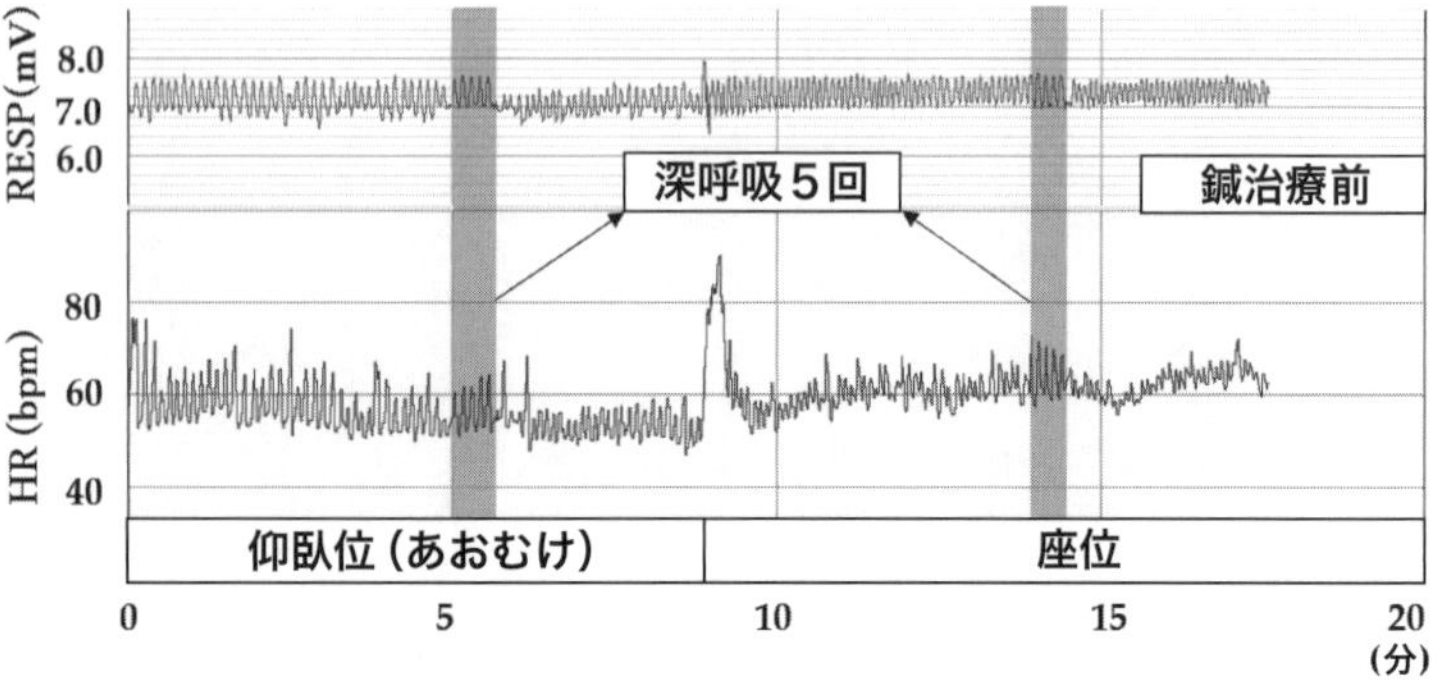

図49　自律神経失調症と診断された嘔吐をともなう胃症状の28 歳、男性、鍼治療直前の心身連関テスト

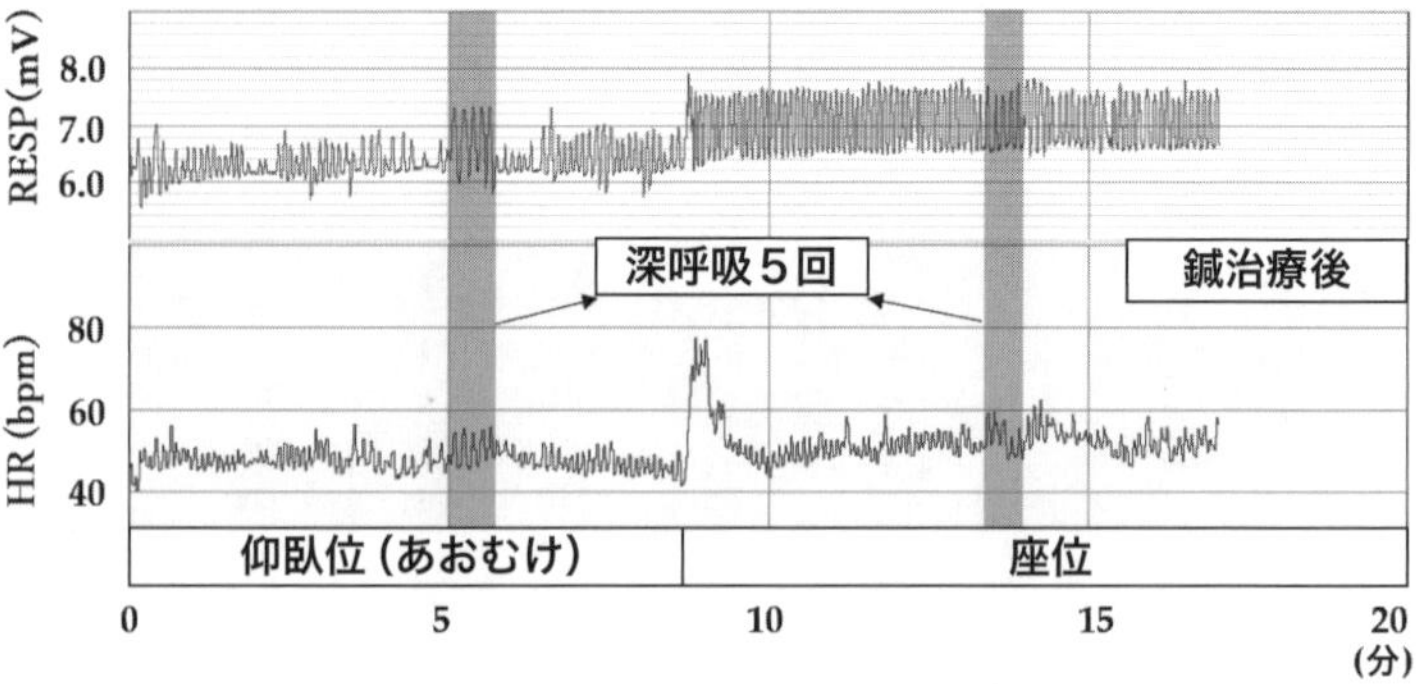

図50　自律神経失調症と診断された嘔吐をともなう胃症状の28 歳、男性、鍼治療直後の心身連関テスト

7 「しゃっくり」が止まらない大学生

症例9は、ある日、食後突然に「しゃっくり」が出るようになってから約4か月間、まったく止まることがなく、胸痛にも悩まされる20歳の女子大生です。

近隣の鍼灸院や胃腸科クリニック、整骨院へ通院しても変化なく、ホームページを検索して来院した症例です。

「しゃっくり（吃逆《きつぎゃく》）」は横隔膜の痙攣《けいれん》ですから、明らかな自律神経由来の機能障害です。

そこで、副交感神経機能を高めるメカニズム鍼治療M6をおこないました。治療前後に心身連関テストによって自律神経機能を評価しました。（図51、52）

①鍼治療後は臥位、座位共に瞬時心拍数が正常範囲で推移し、臥位の呼吸曲線は呼吸振幅が大きくなり心臓副交感神経機能の高まりが認められます。

②深呼吸5回は、鍼治療前は臥位、座位共に深呼吸を重ねるごとに呼吸振幅が大きくなり、息の吐く量が増加していくのがわかります。しかし、深呼吸による呼気量が一呼吸ごとに増えて呼吸振幅が大きくなっているにもかかわらず、呼気時最少瞬時心拍数が徐々に増加していくのがわかります。これは一生懸命息を吐こうとするばかりに肺でのガス交換は徐々に大きくなっていきますが、筋収縮をともなう〝りきみ〟のために心臓交感神経機能が高まり瞬時心拍数が徐々に増加していく現象です。

「深呼吸を一生懸命やっているのに、なぜ上手にできないのかわからない」という人は、「過ぎたるは及ばざるがごとし！」です。一生懸命が無理になってしまっているのです。いい加減にやることと無駄な力を抜くことは違います。しかし、適切に力を入れて、必要以上に緊張しないことです。

心電図による呼気時最少瞬時心拍数の推移、呼吸曲線の推移を見ながら深呼吸をすれば、自分の深呼吸の力加減と実際の呼吸と瞬時心拍数の推移が確認できます。

この症例は、中学生、高校生とクラブ活動で陸上競技短距離走を6年間していたそうです。運動は目的によって、①強度（速さ、重さ）、②量（時間、距離、回数）、③頻度（何回／日または週)、④種類（歩行、速歩、ジョギング、ランニング、自転車、水泳、ウエイトトレーニングの自重、チューブ、ダンベル、バーベル）の4要素の組み合わせで、目的に応じた方法が決定されます。運動は、健康を目的にするにしてもスポーツ技術を高めるにしても、基礎体力を向上させることは重要です。また、いずれの運動にしても、自律神経機能が高まることが報告されています。この意味は、運動により肺でのガス交換が大きくなることで横隔膜が大きく刺激され、副交感神経機能が高まることを意味します。また、各主運動は筋肉を動かすことで交感神経機能が高まります（ワッサーマンの滑車）。

総じて、運動は自律神経機能全体を高めることになります。運動強度が増加していくと、さらに交感神経機能は高まりますが、あるポイントから副交感神経機能は減少していきます。しかし、限界点に到達して運動を中止すると、最初は高まった交感神経機能が減少して心拍数が減少します。運動を中止した約1分後から副交感神経機能の高まりによって心拍数が減少します。

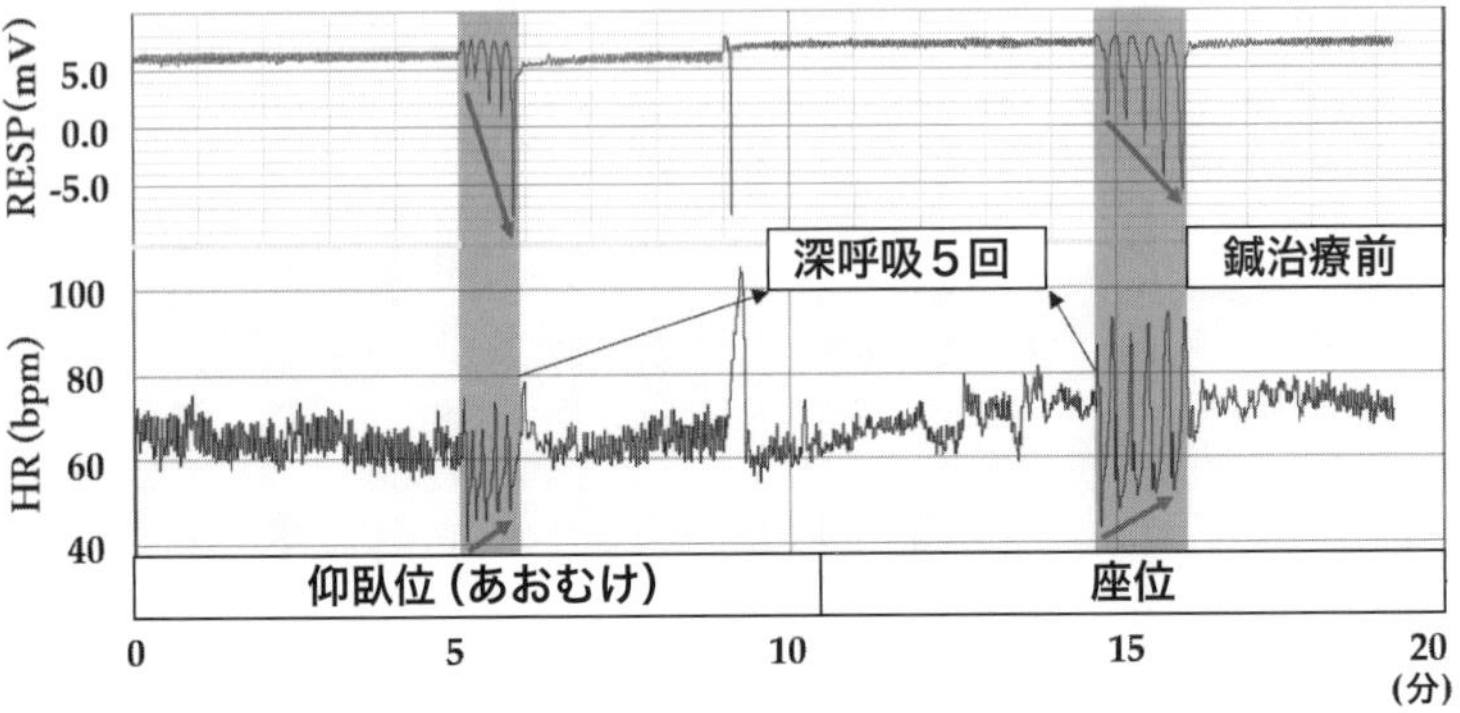

図51　「しゃっくり」が止まらない20歳、女性の心身連関テスト

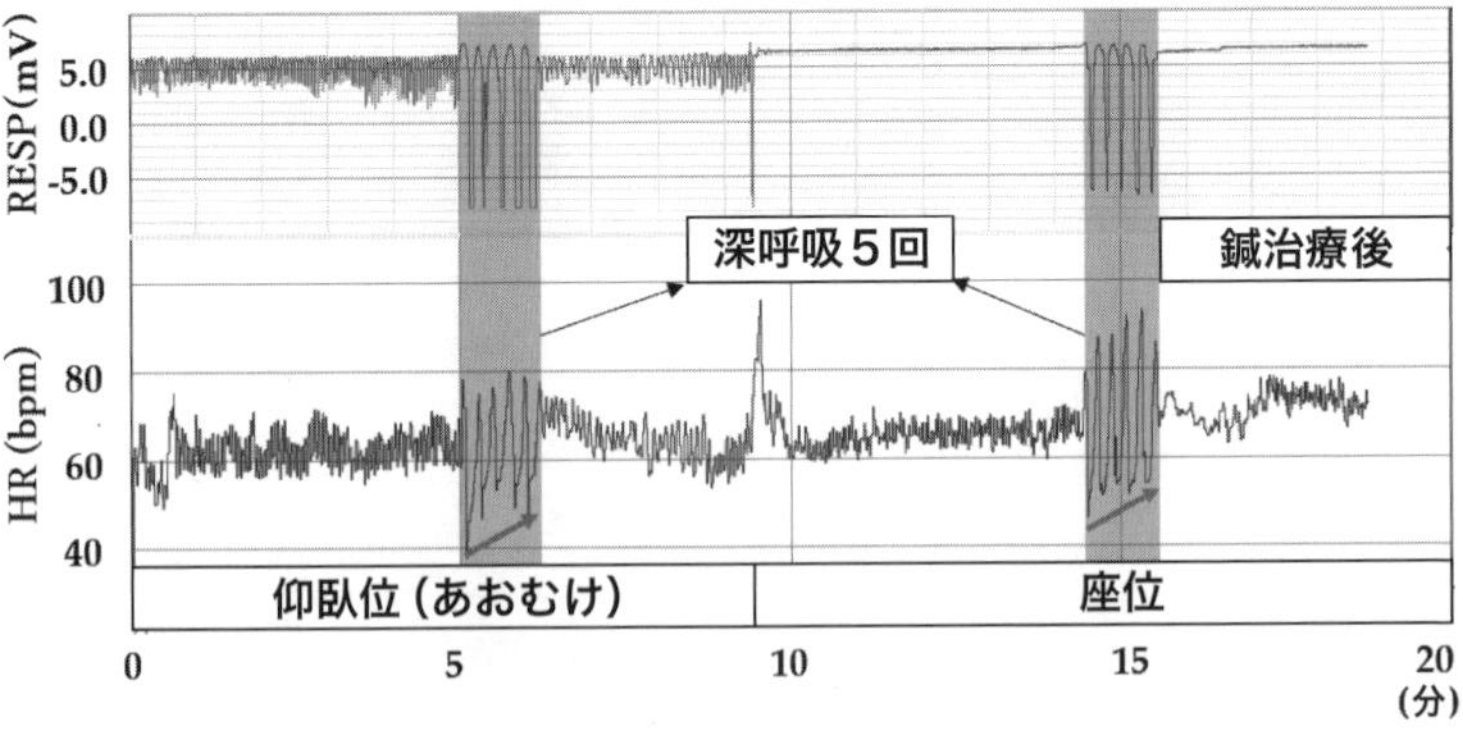

図52　「しゃっくり」が止まらない20歳、女性、
鍼治療直後の心身連関テスト

チョット寄り道７

体育の重要性

小学校、中学校の義務教育はもちろん、高等学校でも体育は必須です。運動・スポーツにより無意識に心と身体を調整する自律神経を鍛えることも理由の１つです。以前は日本の全大学でも体育は必須でした。大阪体育大学元学長の加藤橘夫先生が中心となっておこなった施策が実現していたのです。生涯体育・生涯スポーツの観点から、一生涯を通して健康維持・増進には積極的な身体活動が重要であることを推進していました。その理由は社会人から運動の機会が少なくなり、運動不足傾向から心と身体への悪影響を予防するため、大学で運動・スポーツに一生涯にわたって親しめるように進めたのです。

しかしながら、小学校、中学校、もしくは高等学校と体育教師との良い出会いがなく、体育嫌い・運動嫌いになってしまって、運動すること自体に嫌悪感を抱く人がいないわけではありません。運動が嫌いな人が「運動は心と身体に良いですよ！」と言われても運動はやりたくないし、継続は難しいと思います。しかし、呼吸運動としての深呼吸は無理なく、どこでも、いつでも、誰にでもできます。「面倒くさいから呼吸はしない」という人はいないはずです。日頃から無意識に継続している呼吸を深呼吸にするだけで自律神経機能が高まり、元気になれるのです。

症例９は、運悪くコロナ禍で大学にも行けず、中学生から高校生まで継続していた部活動の陸上競技を辞め、不要不急の外出もせずに基礎体力低下が招いた自律神経機能の不調から「しゃっくり」が発症したと考えられます。「しゃっくり」は横隔膜の痙攣です。現在では定期的な運動によって、大きく呼吸ができる様になり、「しゃっくり」はなくなり、症状も良好を維持しています。

8

「イザ！」というときに、どうしてもトイレに行く中学生

症例10は、中学校入学時からトイレに行く頻度が多くなった男子中学3年生です。

普段は1、2時間おきにトイレに行きます。クラス内での発表、バスケットボール試合など、「イザ！」というイベント事があると、その直前に突然我慢ができなくなるほどの尿意が起きます。しかし、トイレに行っても小便はほとんど出ません。また、周囲に人がいるとトイレで小便ができないため、学校ではほとんどトイレには行きません。外出した際はトイレの個室がないと困ると言います。一方、クラスメイトだけでなく教員からも信頼が厚く、教員からクラスをまとめるための相談を受けることもある成績優秀な生徒です。

中学1年生からの大まかな1日のスケジュールは、バスケットボールのクラブ活動が約90分を週4～5日、その後は学習塾で2時間、土・日は学習塾で3時間、塾から帰宅後の

自宅学習が終わって就寝時間は毎日0時前後で起床は7時半が基本です。夏休みは学習塾で6時間／日の学習以外に、自宅でも予習・復習をしていました。本人は「現在、希望する高校はない」と言っていましたが、常に一緒に来院されていた母親の息子に対する情熱的な期待度は明らかです。

自律神経由来の症状の多くは、日常的な外界環境からのストレスを受け入れられないために発症することがしばしばです。「逃げてストレスを回避する」か「戦ってストレスをなくす」か「ストレスを受け入れる」か、3者のバランスが重要です。「環境を変えることはできない」、「ストレスを打ち負かす力はない」、「ストレスを受け入れる力もない」のであれば、少しずつできることをすれば良いのです。とくに環境から逃げ出すことができないことが多いので、「パッと心を切り替える」ために深呼吸が重要になってきます。

この症例の心身連関テストを確認してみましょう。（図53）

①呼吸曲線は、臥位姿勢で上下に大きな波となって観察できます。大きな呼吸振幅はリラックスしているように見えますが、通常の臥位姿勢の呼吸が深呼吸と同じような呼吸曲線を描いている場合、通常の呼吸振幅を深呼吸並みに大きくすることで副交感神経機能

を高めてリラックスさせようとしている反応であることがわかります。

②座位では臥位とは異なり呼吸が浅いことがわかります。呼吸曲線が小さくなって推移しています。これは活動姿勢の座位では腹式呼吸で息が吐けないために副交感神経機能を高めようとできない状態です。

③瞬時心拍数の推移は、臥位、座位ともに大きな上下の心拍変動が観察できます。不整脈の疑いが考えられたので循環器内科に受診をお願いしました。不整脈が確認できましたが服薬も必要ない状態とわかりました。日常的なストレスの結果から生じる疲労であると医師から報告を受けています。心身連関テストは医師との連携も取れる検査法です。

症例は、日常的に昼間でも眠いときがあると申告を受

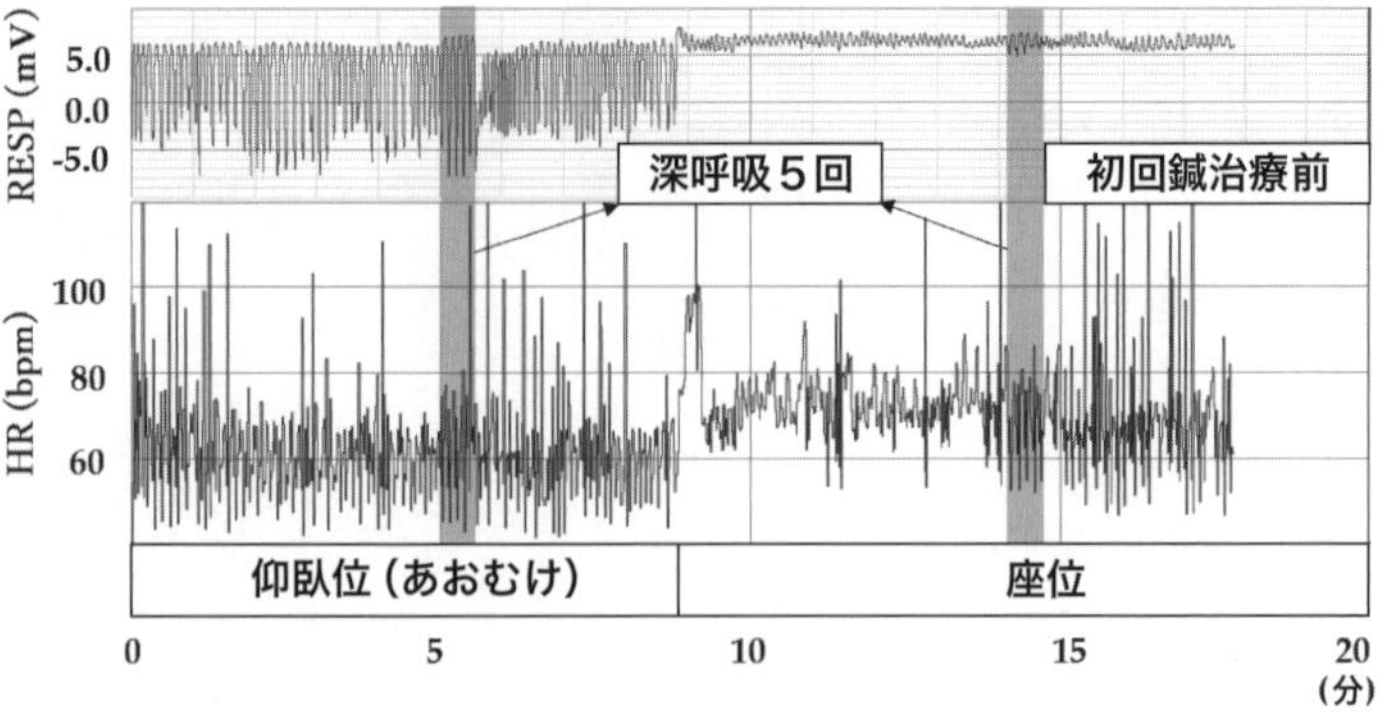

図53　尿意が頻発する15歳、男性、鍼治療前の心身連関テスト

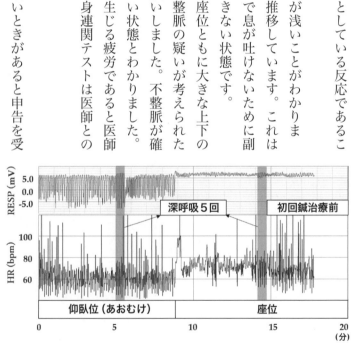

けていました。睡眠時間が足らないために心と身体の回復ができていない状態と判断しました。そこで、日常生活管理の１つとして、座位で深呼吸の練習をすることにしました。深呼吸で意識的に副交感神経機能を高め、日頃の過密スケジュールによる心と身体の疲労を減少させることを目的として呼吸訓練（ブレス・レッスン）を指導しました。（図54）

グラフの枠内は深呼吸を示しています。深呼吸５回を６セット練習した結果を示しています。

最初の１〜３セット目の深呼吸は努力呼吸で腹筋や首・肩周囲の筋肉を使って大きく息を吐いていることが推察されます。深呼吸時の呼吸曲線は呼吸振幅が大きいですが、呼吸周期が短く、対応する呼気時最少瞬時心拍数が徐々に増加しています。しかし、４セット目、５セット目、６セット目と呼吸振幅が自然に楽に大きくな

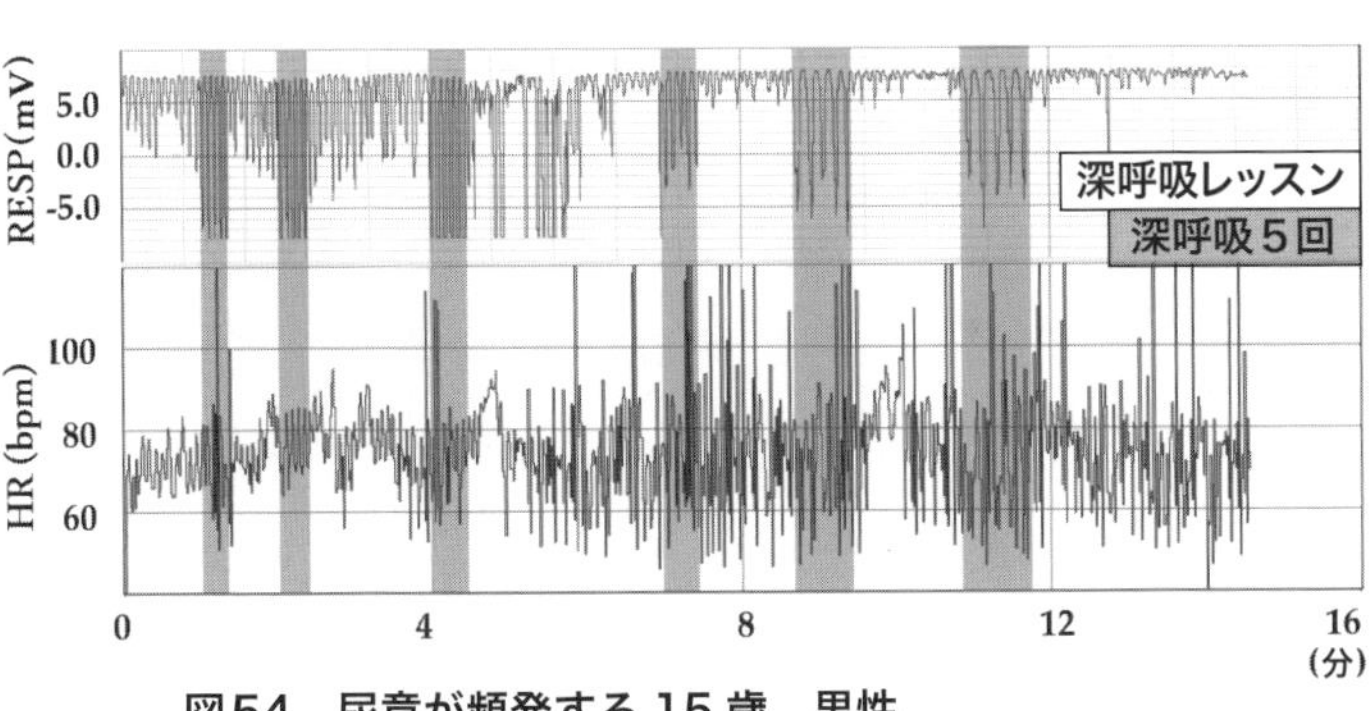

図54　尿意が頻発する15歳、男性、
深呼吸の練習６回の呼吸曲線と瞬時心拍数

り、呼吸周波数も徐々に長くなり、1回ずつの呼吸に時間をかけているために枠の幅が徐々に大きくなっていることがわかります。1〜3セット目の深呼吸よりも4、5セット目の深呼吸で瞬時心拍数が減少していることがわかります。心拍数の減少は、より心と身体の落ち着きが起きていることを示す現象です。このグラフは、6セットの深呼吸の練習で心臓副交感神経機能が瞬時に高まっており、「深呼吸が見える」効果が出ている良い症例の1つです。

9 うつ症状、不眠症で適応障害と診断される

症例11は、私鉄の運転業務をする52歳男性です。

仕事柄、時間厳守とアルコール摂取のコントロール厳守でストレスが蓄積して、頭痛・肩こりが慢性的に続いていると訴えてきた症例です。

近隣のクリニックに受診して、自律神経失調症と診断されて服薬治療を継続していましたが、症状の緩和が期待できずに当院に来院された方です。

体調不良や病気は、その人にとって弱いところに症状が出現します。生まれながらに体力がなく、元気なく、抵抗力が弱い場合もあります。ですから、その人の基礎体力の問題と環境問題の両面を考慮しなければなりません。大人になっても同様で、日常生活、社会生活の環境が自分にとってストレスがあったとしても、そのストレスから逃げ出す、排除する、もしくは受け入れるかの３通りが生き方の基本的選択です。しかし、人生の選択は

そんなに単純ではありません。

心身連関テストの結果から次のことが確認できました。（図55、56）

①鍼治療後、臥位呼吸曲線の振幅は大きくなり、瞬時心拍数は心拍変動が一定の範囲に安定して正常値で推移し、副交感神経機能の高まりが認められます。

②臥位深呼吸の呼吸曲線では鍼治療前後で不安定でしたが、鍼治療後では呼吸振幅が大きくなり、瞬時心拍数では呼吸性洞性不整脈が正しく反応していることが確認できます。

③鍼治療前の座位呼吸曲線、瞬時心拍数は不安定でしたが、鍼治療後の座位瞬時心拍数の推移は蛇行が減少しています。瞬時心拍数の蛇行とは、副交感神経機能の高まりにより瞬時心拍数が減少する一方で安定した維持ができないため、徐々に交感神経機能の高まりのために瞬時心拍数が増加していく状態の繰り返しという自律神経機能の不安定さを示しています。

④鍼治療前後において、休息姿勢の臥位よりも活動姿勢の座位で深呼吸の呼吸曲線が正しくできていることがわかります。呼吸性洞性不整脈も観察できます。

これらの反応はすべて、鍼治療後で心臓副交感神経機能の高まりを示しています。自己管理としての深呼吸を取り組めばさらに体調改善が期待できる症例です。

まだまだ症例をご紹介したいのですが、詳しくは当院のホームページに掲載しておりますので、そちらをご覧ください。

この章では、当院の症例を掲載しました。正しい「深呼吸」は、さまざまな心と身体の不調を明らかにして治療に効果をもたらすこと、そして、自分の呼吸が及ぼす心拍を見て、正しい「深呼吸」のコツをつかむことができることを解説しました。

このように呼吸の仕方を目で見て、正しい「深呼吸」をおこなうことは、心と身体の治療に役立ちます。

繰り返しますが、正しい「深呼吸」は、あなたの自律神経の働きを高めて心と身体の健康に役立つことが医学的なデータからも明らかなのです。

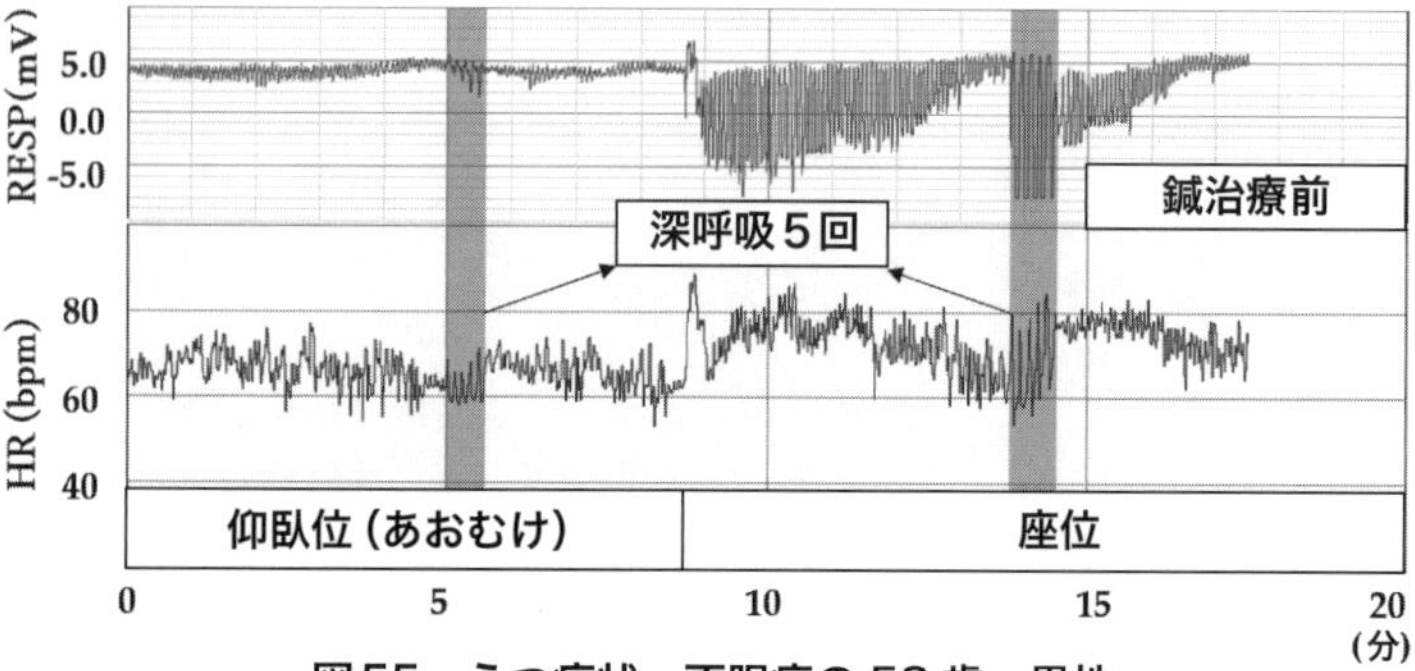

図55　うつ症状、不眠症の 52 歳、男性、
鍼治療前の心身連関テスト

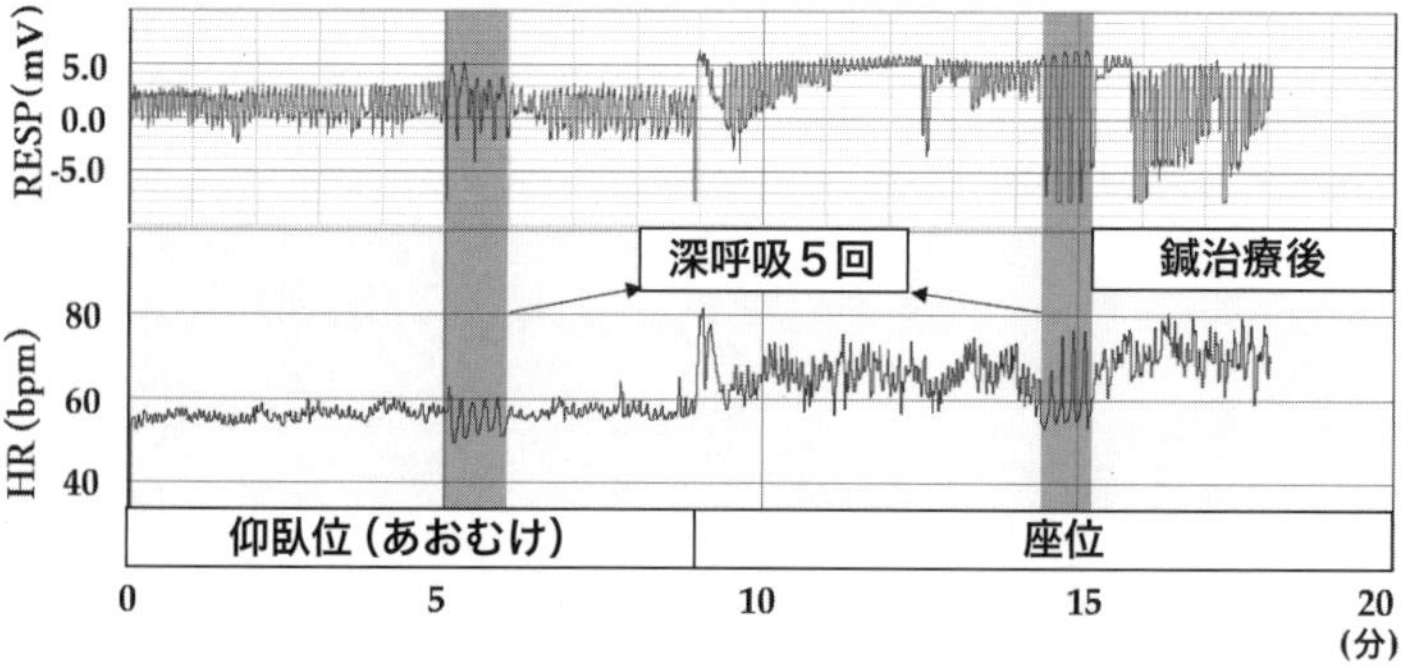

図56　うつ症状、不眠症の 52 歳、男性、
鍼治療後の心身連関テスト

第5章

深呼吸の効果を高める皮膚刺激とは

1

皮膚刺激も自律神経機能を高めることができる

呼吸法は、約2500年前の原始仏教・初期仏教には欠かせない心と身体を整える瞑想法として重要視されていました。これほど古くから深呼吸が瞑想法、現代では健康法の1つとして取り入れられてきたのは、意識・無意識に関係なく、心と身体を調節・調整している自律神経と密接な結びつきがあったからだと思われます。

生命維持のために休むことなく活動している自律神経は、身体内部の異変や身体外部からの影響に対しても心と身体を調整する重要な役割を果たしています。しかし、その人によって、そのときの自律神経機能にも能力の限界がありますから、個人が対応し切れない能力以上のストレスが加えられると、さまざまな心と身体の症状が現れてしまいます。

今、私たちが生きている時代は、昔に比べると膨大な情報量に対処していかなければならない複雑な社会となっています。そのために多くのストレスを抱えなければならない

「ストレス社会」です。

そのため、ストレスから逃れる、ストレスに対抗する力をつける、ストレスを感じない自分に変えること以外に、本書で解説する、正しい「深呼吸」を目で見て習得し、実践することによりストレスを消失させるストレス対処法を紹介したいのです。


この章では、「深呼吸」の効果をさらに高める方法をお話しします。「深呼吸」と共に、身近な刺激で自律神経機能を調整できる方法があったのです。

具体的にお話しする前に、自律神経の仕組みをもう一度確認しておきましょう。

自律神経の仕組みには2つのルートがありました。1つは中枢神経の脳・脊髄から末端の内臓や各組織に安定した生命維持を調節・調整する遠心性神経伝達の仕組みです。感情の興奮が戦闘モードとなって、心拍数や血圧、発汗の増加などに連動する現象です。他方が、内臓の感覚受容器、血管の血圧受容器、皮膚・筋・腱や視覚（目）、嗅覚（鼻）、聴覚（耳）などから受け取った情報を中枢神経の脳・脊髄に送る求心性神経伝達の仕組みです。

この両者の情報から脳・脊髄は必要な命令を各部位に伝達して、生命活動が維持されています。

さて、伝統医療である鍼、灸、手技（さする、もむ、たたく）のほか、電気（振動など）、冷やす、温めるといった物理的な刺激、もしくは運動（筋の伸縮）によって心と身体が回復する科学的根拠は明らかになってきています。末梢での刺激が体性神経の求心性神経伝達によって中枢に情報が伝達され、処理された情報が中枢から末梢へ遠心性神経伝達されることによると考えられています。この現象が「体性―自律神経反射」です。「体性―自律神経反射」のメカニズムが明らかになることは、鍼灸、手技療法などの物理療法の科学的根拠を明らかにすることになります。

そこで、これまでは「深呼吸」によって心臓自律神経機能の改善することをお話ししてきましたが、身近な皮膚刺激が心臓自律神経機能に及ぼす影響について、私のおこなった実験結果からお話しします。

2　呼気時・皮膚刺激が自律神経におよぼす影響

現在、鍼治療に用いる方法には17の刺鍼法があります。そこで私は、鍼を刺さない軽微な皮膚刺激に着目しました。呼吸による副交感神経機能が優位の状態で、①皮膚・皮下組織までの浅い鍼刺激（筋までは鍼を刺さない）と、②皮膚のみの鍼管刺激（鍼は刺さない）の両者が身体におよぼす影響には違いがあるかどうかを心拍数の減少と心電図による周波数解析から検討しました。（図57）

非常に興味深い結果が得られました。本書では自律神経機能を心拍数とＨＦ（心臓副交感神経機能）で表記して、周波数解析の数値に関しては省略します。

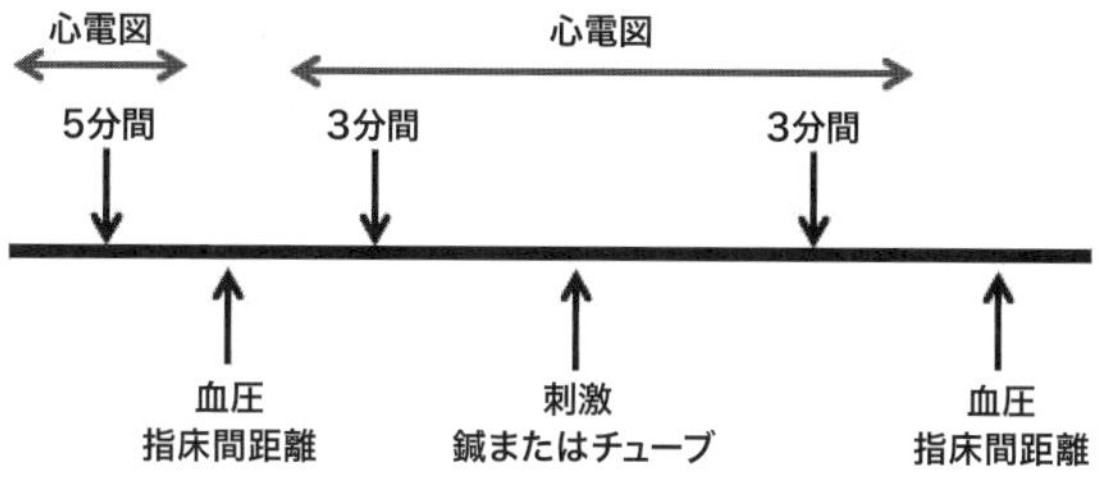

図 57　実験プロトコル

そもそも日本の鍼治療の技術は、中国大陸から6世紀ころに伝来し、その後、日本独自の発展を遂げました。江戸時代では乳幼児に対して鍼を筋まで刺すのではなく、「鍼で皮膚をこする」軽微な皮膚刺激も鍼治療の範囲に拡大しました。小児鍼または接触鍼と称する皮膚刺激は、自律神経失調症ならびに精神不安を原因とする精神身体症（食欲不振、喘息性疾患、睡眠障害、夜尿症など）に適した治療法と考えられています。

現在でも乳幼児や小児をもつ親御さんの中には長期の服薬による副作用を嫌って、東洋医学と現代医学の併用を希望する方がいます。

この小児鍼、接触鍼は鍼治療の基本的手法である17の刺鍼法の中にある「管散術」を用いた技術です。管散術とは、鍼を身体に刺入せず鍼管（鍼を打ちたいところに正確に打つための細い管）の上端を軽く叩打《こうだ》するもっとも軽微な刺鍼術です。

他方、理学療法では振動刺激、ブラッシング、刷毛《はけ》などの皮膚刺激による機能回復効果が知られています。タオル、手ぬぐい、たわしを用いて皮膚刺激をおこなう乾布摩擦は、日本で古くからおこなわれている健康法です。この乾布摩擦は免疫機能である白血球、リンパ球の増加が確認されています。しかし、接触鍼における皮膚刺激が身体におよぼす影響について、刺鍼部位・刺激の質・量・頻度についての効果の違いや科学的根拠は未だに明確ではありません。研究する専門家が少ないと言ったほうが正しいでしょう。

そこで、これから3つの実験をご紹介します。

私は、17刺鍼法で最も弱い刺激である管散術（鍼管の先端を軽微に叩打する皮膚刺激）および、二番目に弱い刺激である筋まで刺入しない細指術（皮膚・皮下組織までの刺鍼）が体性―自律神経反射に及ぼす影響について比較検討しました。

【実験1】

使用する鍼は長径15ミリメートル、直径0・1ミリメートル、ステンレスの使い捨て鍼です。皮膚刺激に使用した鍼管はプラスティック製の鍼管（長径12ミリメートル、直径5ミリメートル）を使用しました。（図58）刺激部位は片側の外関穴《がいかんけつ》（前腕後面、橈骨《とうこつ》と尺骨《しゃっこつ》の骨間中点、手関節背側横紋《しゅかんせつはいそくおうもん》の上方2寸（約6センチ

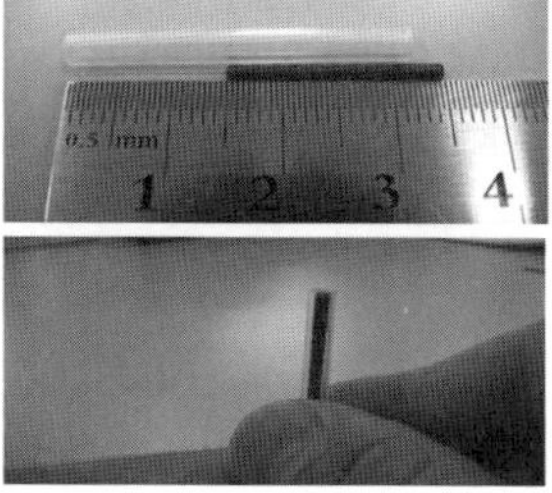

図58　鍼刺激および鍼管刺激の手法

鍼と鍼管の長径の差は3ミリメートルであり、鍼管を外さなければ3ミリメートルの鍼が皮膚に刺入されている。この状態で1秒間に約5回の割合で鍼管の先端を軽く連打する。鍼管刺激の場合は鍼を使用せず、鍼管のみで同様の刺激をおこなった。

メートル）です。外関穴を使用した理由は、被験者が自然でリラックスした座位姿勢であると同時に施術者も過緊張のない姿勢で刺鍼可能なためです。鍼刺激は鍼（長径15ミリメートル）と鍼管（長径12ミリメートル）の長径の差である3ミリメートルを身体に刺入した状態、鍼管刺激は鍼を刺入せず鍼管のみを皮膚表層に接した状態で、各被験者の自然呼吸15回の呼気時に1秒当たり約5回で鍼管の上端に軽微な叩打をしました。

呼吸リズムを一定の時間内に15回とコントロールすると精神緊張、筋緊張、もしくはその両方により心臓副交感神経機能の抑制、心臓交感神経機能の高まりによる心臓自律神経系への影響により、心拍数が増加する可能性は否定できません。そのために呼吸は自然呼吸（各被験者が日常的におこなっている呼吸）15回としました。

実質的には15回の呼吸は約60秒間となりました。1分間に9〜24回の呼吸が迷走神経への刺激になることはお話ししていました。また、呼気時のタイミングについては胸郭および腹部の変動をモニター画面および目視による動きで確認しました。鍼刺激による疼痛《とうつう》、不快を感じる場合は心臓副交感神経機能の低下、心臓交感神経機能の高まりにより心拍数が増加するため、疼痛、不快を受けたと申告した場合は実験を即中止としました。

実験の結果は次に示す通りです。

心拍数は、鍼刺激、鍼管刺激共に刺激直前と刺激中を比較すると、刺激中に心拍数の有意な減少が認められ、刺激後には刺激中と比較して有意な増加が認められました。

ＨＦ（心臓副交感神経機能）は、鍼刺激、鍼管刺激共に刺激直前と刺激中を比較すると、刺激中にＨＦの有意な増加が認められ、刺激後には刺激中と比較して有意な減少が認められました。（図59）

立位体前屈（身体柔軟性）は、鍼刺激、鍼管刺激共に刺激直前と刺激直後を比較すると、刺激直後では立位体前屈の有意な機能の高まりが認められました。（図60）

この実験結果から、鍼刺激だけでなく鍼管による軽微な皮膚への叩打でも有意な心拍数の減少、ＨＦの増加、立位体前屈の機能の高まりが認められました。

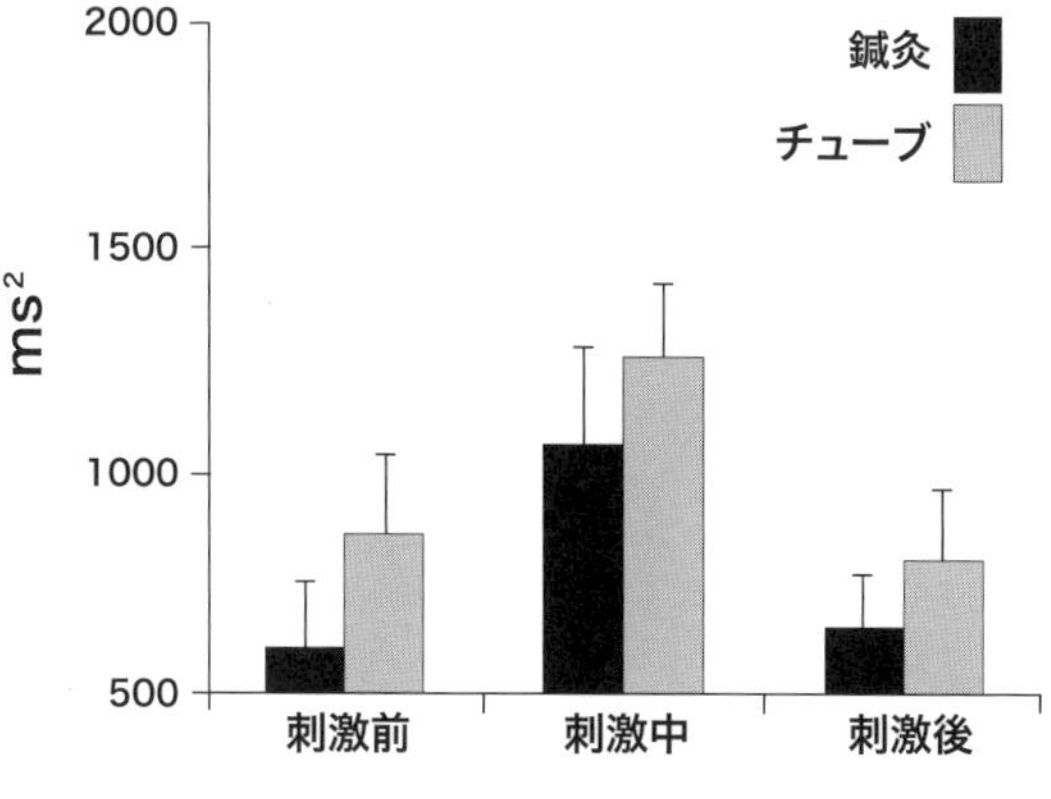

図59　HFにおける鍼刺激および鍼管刺激の変化

わかりやすく言うと、鍼刺激に限らず、皮膚刺激を呼気時の同じタイミングでおこなうことによっても心臓副交感神経の機能を高め、身体柔軟性機能も高めることが明らかとなったということです。

呼気時のタイミングで同時におこなう皮膚刺激は、呼吸性洞性不整脈による心臓副交感神経機能の高まりによる影響を受けることが考えられます。呼気による心臓副交感神経機能の高まりと皮膚刺激による心臓副交感神経機能の高まりの相乗効果によって、心拍数の減少と身体柔軟性機能の高まりが起きたと考えられます。

また、自律神経機能の評価に立位体前屈による柔軟性機能も採用しました。

ここで、筋の柔軟性と自律神経の関係についても触れておきます。少しややこしいです

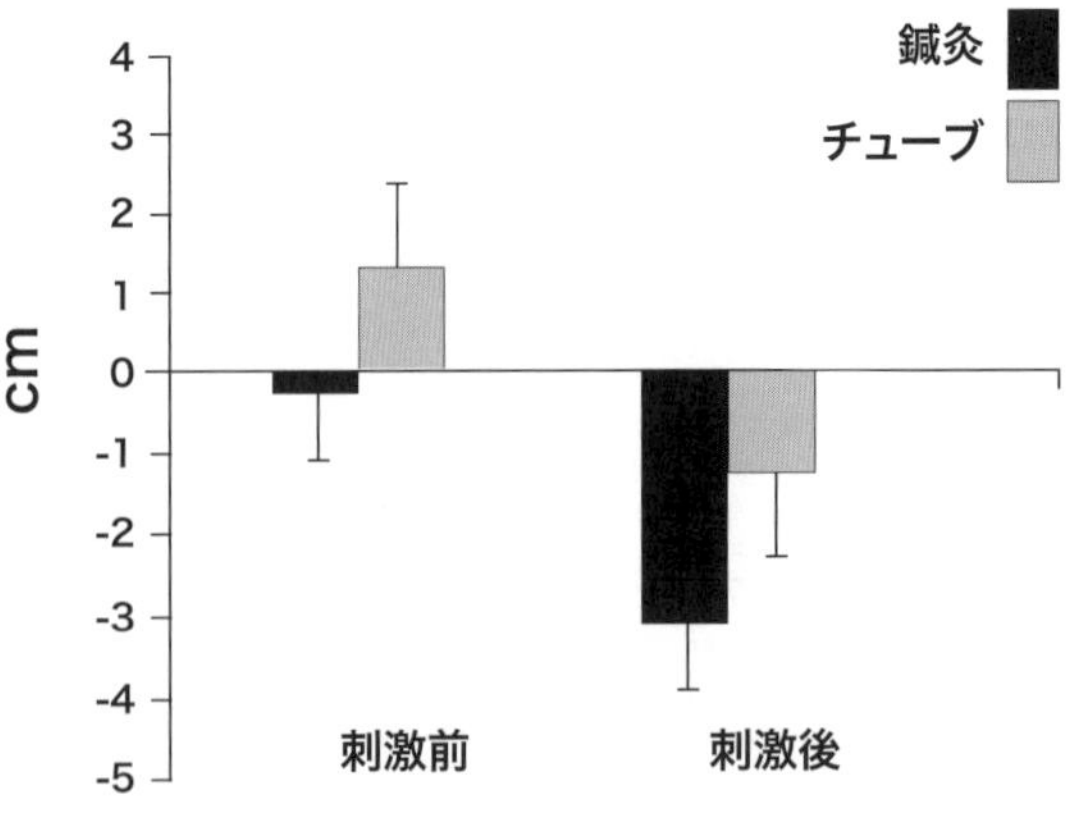

図60　FFDにおける鍼刺激および鍼管刺激の変化

が、体内で起きている反応についてお話しします。

ストレッチング、ヨガなどによって身体柔軟性機能が高まることは一般によく知られています。ストレッチングによる筋の伸長された刺激は筋紡錘《きんぼうすい》、ゴルジ腱器官、関節の受容器によって受け取られます。筋紡錘の感覚神経（求心性）はⅠa群線維、Ⅱ群線維で刺激を受け取り中枢に伝達され、中枢は運動神経（遠心性）のα、γ線維によって命令が筋紡錘、ゴルジ腱器官、関節の受容器に伝達されて筋が伸張されます。

つまり筋を伸ばされたと感じる感覚受容器の情報が脊髄・脳（中枢）に伝達され、中枢からは「さらに伸ばせ」、もしくは「そのまま伸びていろ」という命令が運動神経によって情報が筋などに伝わるなどして実際のストレッチング、柔軟体操では柔軟性の維持、向上とそのコントロールが生理現象として起こっているというわけです。

本研究では、手首にある外関穴に、皮膚もしくは皮下３ミリメートルまでの刺激によって柔軟性の機能が高められました。この結果は、皮膚・皮下組織からの刺激と皮膚刺激による「体性―自律神経反射」がさまざまなルートから刺激が伝達されていると考えられます。しかし、手首への刺激によって全身反応が起こり、全身の柔軟性が高まる現象に関しては詳細な理由が明確ではありません。

ストレッチングは心臓副交感神経の機能が高まることが心拍変動による評価で確認されています。また、水泳、自転車、ランニングなど各種全身持久性運動でも運動終了後からは心臓交感神経機能の低下、その後は心臓副交感神経機能の高まりが確認されています。

私の研究のポイントは、皮膚刺激を呼気のタイミングでおこなったことです。

呼気時に心拍数が減少、吸気時には心拍数が増加する呼吸性洞性不整脈は、心臓自律神経機能と深い関係にあります。そこで心臓副交感神経の機能を高める呼気時が刺激のタイミングだと考え、今回の結果により呼気のタイミングによる皮膚刺激によって身体柔軟性の機能が高まったことが確認できました。心臓副交感神経機能の高まりは筋の興奮を抑え、身体柔軟性機能を高める可能性があるのです。しかし、手首の皮膚刺激が全身反応としての柔軟性の高まりに連動するメカニズムについては今後の課題です。

鍉管による皮膚表層への刺激においても鍼による皮膚・皮下組織刺激と同様に、有意な心臓副交感神経機能の高まり、立位体前屈による身体柔軟性機能の有意な高まりが認められ、鍼以外の皮膚刺激手法でも自律神経反応が起こりました。軽微な鍉管による皮膚刺激を呼気のタイミングでおこなうことは、自律神経および身体柔軟性に有意に機能を高めたのです。(Health and Behavior Science 17(1): 1-6. 2018.)

では、皮膚刺激による心臓副交感神経機能の高まりは、ほかにも可能性があるのでしょうか。

3

呼気に同期した刷毛による皮膚刺激がヒト自律神経機能および身体柔軟性機能におよぼす影響

【実験2】

―鍼刺激、鍼管刺激との比較―

そこで次の実験では、鍼で皮膚を擦《こす》る刺激（小児鍼、接触鍼）で副交感神経機能が高まるかどうか、鍼を身体に刺入しない管散術を応用しました。

「皮膚刺激、呼気時、座位」について、「呼気に同期させたほかの皮膚刺激でも心臓自律神経機能および身体柔軟性機能に影響をおよぼすことが期待できるのではないか」と考えました。

これまでの自律神経研究では、刺激による反応が快・不快などの感情によって影響しないように、麻酔を使用した実験が採用されてきました。麻酔下ラットによる鍼刺激においては下腿《かたい》のツボの足三里穴《けつ》相当部位への刺鍼で心拍数の減少が報告されています。この心拍数減少反応は、「体性―自律神経反射」に基づく反応として、交感神経の機能抑制が確認されています。また、自律神経遮断剤を用いた鍼刺激によって生じる心拍数減少は、鍼の皮膚・皮下組織刺激が副交感神経機能を高める作用による心拍数減少反応であり、筋までの鍼刺激では交感神経β受容体系機能の抑制作用による心拍数減少反応が確認されています。心拍数の減少は心臓副交感神経機能の高まりによる反応と心臓交感神経機能の抑制による反応の２種類のルートがあって、皮膚・皮下組織刺激は心臓副交感神経機能を高め、筋への刺激は心臓交感神経機能の抑制から心拍数が減少します。

理学療法分野における皮膚刺激は、マーガレット・ルードらが１９４０年代に脳梗塞の中枢神経疾患による関節可動域の制限や脳性麻痺による無意識に勝手に手足が震える不随意運動などが正常な運動機能に回復することなど、皮膚刺激による治療効果を報告しています。ここでいう皮膚刺激とはブラッシング、軽擦《けいさつ》、タッピング、バイブレーション、ストレッチング、アイシングです。

今回の実験はブラッシングに着目し、刷毛《はけ》による微弱な皮膚刺激、鍼管による皮膚刺激、皮膚・皮下組織までの鍼刺激の三様の刺激が心臓自律神経におよぼす影響について比較検討しました。

皮膚・皮下組織刺激（副交感神経機能亢進）、呼吸（呼気時：副交感神経機能亢進）、姿勢（座位：交感神経機能亢進）の組み合わせによる「浅刺、呼気時、座位」での鍼刺激が、副交感神経機能および交感神経β受容体系機能を主体的、持続的に高まることが心拍数により報告されていることから、この手法における皮膚・皮下組織刺激を刷毛刺激に応用して、鍼刺激ならびに皮膚表層への鍼管刺激と刷毛刺激が自律神経機能におよぼす影響について比較検討しました。

実験は、刷毛刺激以外は【実験1】と同様の方法を採用しています。刷毛刺激はモーターに接続した毛筆が回転数約5700回転／分となる装置を作製しました。皮膚に圧が加わることで回転数が1回／分でも減少すると瞬時に数値がデジタル表示される仕組みの装置です。刷毛刺激が皮膚に接触したときには5700回／分を保持するように調整しながら皮膚刺激をおこないました。（図61）

鍼刺激は長径35ミリメートル（鍼体15ミリメートル、鍼柄20ミリメ

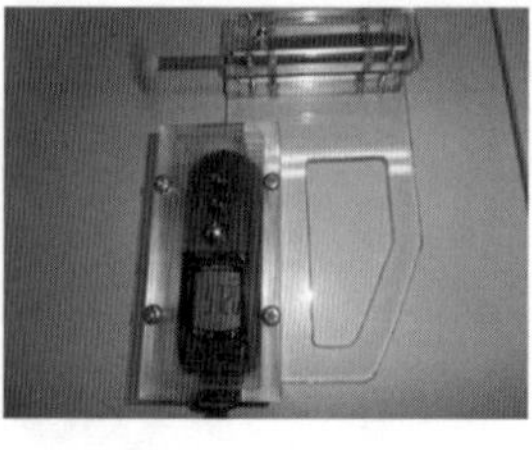

図61　刷毛刺激における刷毛の回転数

刷毛刺激は約5700回転／分の毛筆による同一部（外関穴）への皮膚刺激とした。皮膚に接触しない状態での回転数であり、5720回／分を示している。

ートル）、直径０・１ミリメートルのステンレス使い捨て鍼を使用しました。鍼管は長径32ミリメートルのため皮膚表面から深部３ミリメートルまでが身体への鍼の刺入となりますが、筋までの刺入にはならない刺激としました。

鍼管刺激は、鍼刺激で使用したプラスティック製の鍼管（直径４ミリメートル、長径32ミリメートル）を使用した皮膚表層への刺激とし、鍼刺激と鍼管刺激は約５回／秒で鍼管の上端に軽微な叩打をおこないました。

刺激部位は、外関穴の刺激を採用しています。いずれの刺激も各被験者の通常の自然呼吸15回の呼気時のタイミングで刺激を加えました。

鍼刺激による疼痛、不快を感じる場合は心臓副交感神経機能の低下、心臓交感神経機能の高まりにより心拍数が増加するため、疼痛、不快を受けたと申告した場合は実験を即中止としました。

実験手順は、座位５分間、血圧測定、２回の立位体前屈測定、座位３分間、自然呼吸の呼気時に15回の各種刺激、座位３分間、血圧測定、２回の立位体前屈測定です。被験者は、実験を通して開眼状態で椅子座位姿勢を保持し、両前腕は机上に回内位《かいないい》で置きました。心電図は、実験中連続して測定しました。

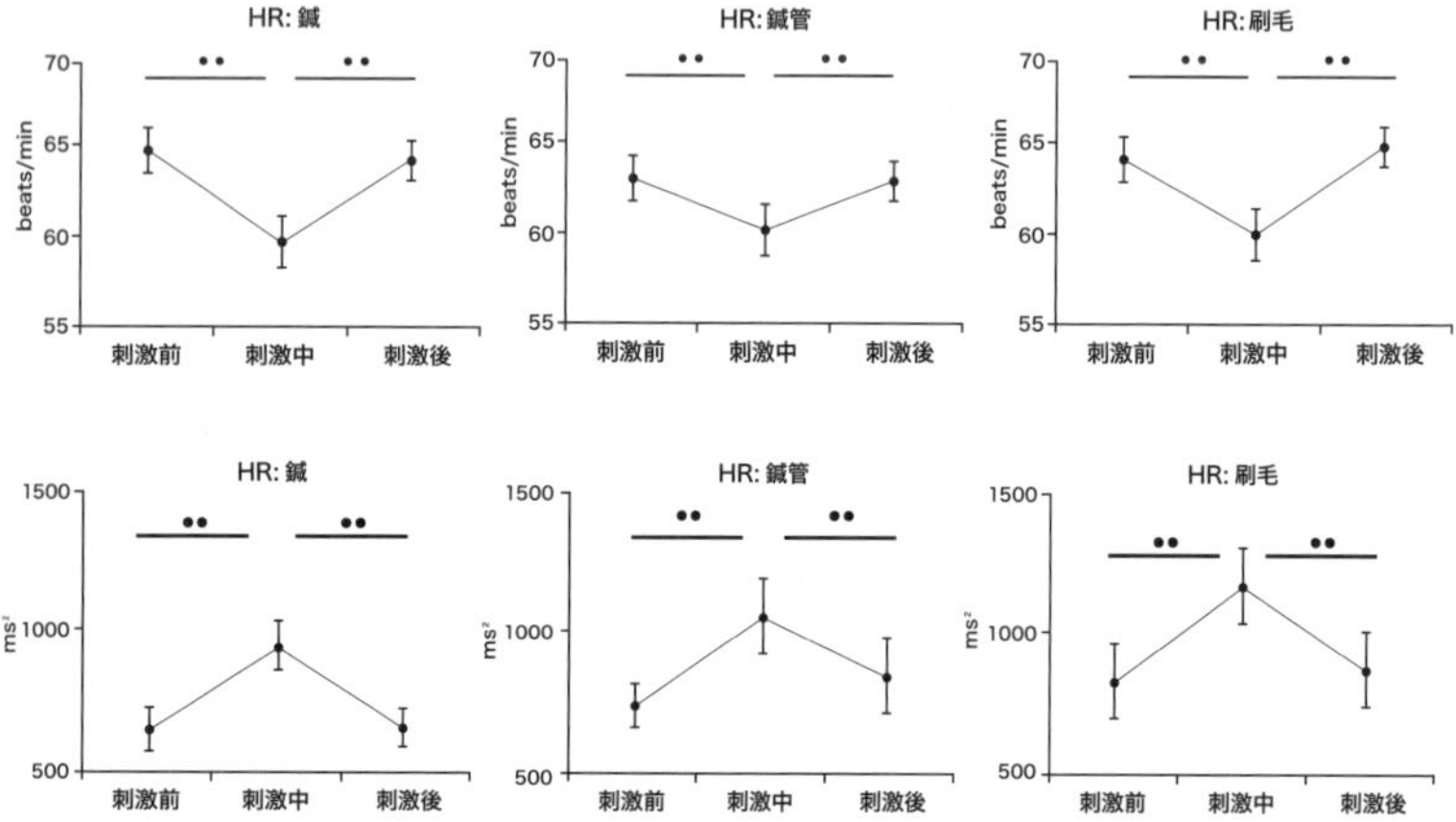

図62　HR・HFにおける鍼刺激、鍼管刺激、刷毛刺激の刺激前、刺激中、刺激後の変化

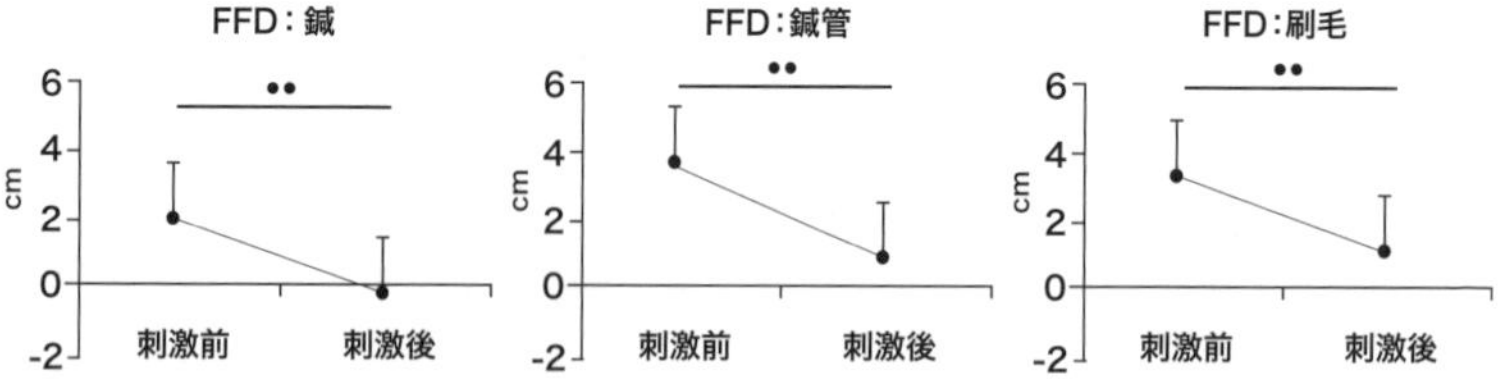

図63　FFDにおける鍼刺激、鍼管刺激、刷毛刺激の刺激前、刺激後の変化

実験については次の結果が得られました。

心拍数は、刷毛刺激、鍼刺激、鍼管刺激の各水準における時間経過の結果、いずれの刺激も直前に比べて刺激中に有意に減少し、刺激後は刺激中に比べて有意に増加しました。各刺激を加えると心拍数は有意に減少するけれども、刺激を止めるとすぐに戻りました。（図62、上段）

ＨＦ（心臓副交感神経機能）は、刷毛刺激、鍼刺激、鍼管刺激の各水準における時間経過の結果、いずれの刺激も直前に比べて刺激中は有意に増加し、刺激後は刺激中に比べて有意に減少しました。各刺激を加えるとＨＦは有意に増加するけれども、刺激を止めるとすぐに戻りました。（図62、下段）

立位体前屈は、刷毛刺激、鍼刺激、鍼管刺激の各水準における時間経過の結果、いずれの刺激も刺激直前に比べて刺激後に柔軟性機能の亢進が認められました。（図63）

この結果から、刷毛刺激においても鍼刺激および鍼管刺激と同様に心拍数は有意に減少し、ＨＦは有意に高まりました。さらに刷毛刺激により立位体前屈が有意に亢進することが明らかとなりました。皮膚・皮下組織刺激に対するＨＦならびに立位体前屈は、刺激手法が異なったとしても同等の生体反応が起こることが確認できたのです。

心臓の自律神経支配は心臓交感神経機能が高まるときには心臓副交感神経機能が低下して、心臓副交感神経機能が高まるときには心臓交感神経機能が低下する拮抗支配が起こると理解されてきました。しかし、皮膚・皮下組織刺激、呼気時、座位での鍼刺激によって心臓交感神経、心臓副交感神経の双方が亢進することが報告されています。また、「浅刺、呼気時、座位」の鍼刺激による立位体前屈に及ぼす影響に関して、局所刺激が全身反応を起こすことも報告されています。

各刺激は手関節から近位部の外関穴にある局所刺激であるにもかかわらず、反応として身体柔軟性機能の指標である立位体前屈が高まりました。身体柔軟性機能は、下腿部、大腿部、背部の筋のみならず、足関節、膝関節、股関節、脊椎の各関節など複数の組織全体の機能が高まるからこそ柔軟性機能の高まりが起こるのです。

呼気のタイミングで皮膚・皮下組織への各種刺激は、心臓自律神経への相乗効果と共に、約1分間の繰り返しが高まりを示す反応（加重）となって、呼気刺激と皮膚刺激による求心性刺激が加算されたために単一の皮膚刺激以上の全身反応が生じたことが推察されます。ルードによる皮膚刺激が正常な運動を引き起こすという見解と同様の結果が得られました。

今回の実験で重要なことは、刷毛による皮膚刺激が心臓自律神経機能および身体柔軟性機能に影響をおよぼすことを鍼刺激および鍼管刺激と比較検討したことです。呼気のタイミングで刷毛による皮膚刺激は、鍼刺激および鍼管刺激と同様に心臓副交感神経機能を高めて、心拍数の減少と身体柔軟性機能を高めました。

この結果は、健康の維持・増進およびスポーツ現場におけるウォーミングアップや疲労回復を目的とするコンディショニングの手法として応用できる可能性があることを示しただけでなく、スポーツ場面の精神的緊張、筋緊張を瞬時に消失させる手法にも応用できると思われます。

(Japanese Journal of Physiological Anthropology 23(4): 135-141, 2018)

4 姿勢による自律神経機能の違い

近年、心電図から心拍変動、呼吸性洞性不整脈の測定によって、容易に数値で自律神経を評価できるようになりました。刻々と変化する自律神経状態を把握するには、瞬時心拍数の推移によっても理解できます。心電計などの精密機器を使わなくても、起床時の心拍数を計測することで心身の疲労状態を評価することは一般的におこなわれています。

アスリートの体調管理をするうえでも起床時の心拍数計測は重要な情報です。最近では、腕時計から心電図や瞬時心拍数の測定ができるようにもなりました。

夜寝ているときは副交感神経が働いて心と身体を休息させようとしますから、心拍数は減少し、呼吸は昼間より大きくなり、ひと呼吸も長くなります。逆に昼間は交感神経が有意になり、戦闘モードになります。臥位と比較すると座位や立位に姿勢が変われば、重力に逆らって手足に流れた血液を心臓に戻さなければならないので、ふくらはぎなどの筋収縮が起こり交感神経は心拍数の増加、血圧を上昇させます。

一般的に、病気のない健康な成人が横になっている臥位心拍数は50拍／分後半〜60拍／分前半、座位は70拍／分です。朝、起床時に横になっている状態で心拍数が80拍／分前後あるようでは、通常よりもストレス過多の状態です。臥位は本来、休息姿勢です。横になっても心拍数が減少しないということは戦闘モードが抜けず、リラックスできない何らかのストレスが心と身体にあると言えます。

また、座位もしくは立位は活動姿勢です。重力に逆らって体重を一定の姿勢に保持することは、交感神経の高まりにより少なからず戦闘モードに入っている状態です。一方、戦闘モードになっているはずの活動姿勢で心拍数が増加しない状態は交感神経機能が高まらない元気がない状態で体調良好ではありません。ただ、一流のアスリートでは、持久性のスポーツの場合、

姿勢による自律神経機能の違い

【脈拍】回数の多い場合…発熱（＋15〜20／体温1℃）
興奮・泣く・食事・入浴

年齢	脈拍数（1分間）
出生時	140〜180
1〜2日	100〜120
2週	120〜140
乳児	120〜140
幼児	100〜110
学童	80〜100
成人	70〜80
老人	60〜70

1分間に心拍数は30拍／分前後です。1回に拍出する血液量が多いために心拍数が少なくなるスポーツ心臓ということもあります。

一般に、乳幼児から高齢者までの健常者でも心拍数は異なります。年齢による一般的な心拍数と比較して病的な状態か否かを判断する必要があります。

睡眠時間が削られた状態、熟睡できなかったとき、心配や不安なことで精神的ストレスがあったときにも心拍数は増加します。ケガや病気で入院が必要なときは、心と身体の安静が最も重要な状態で副交感神経機能を高めなければなりません。臥位姿勢を保持することで副交感神経機能を高めて心と身体を休める必要があるということです。

このように姿勢は自律神経調節に最も影響を与える刺激の1つです。臥位は座位もしくは立位と比較して副交感神経機能を高める休息姿勢ですから心拍数が減少します。

【実験3】

そこで、座位姿勢で、皮膚・皮下組織までの浅い鍼刺激を呼気時におこなう「浅刺、呼気時、座位刺鍼法」のあとの姿勢の違いが心臓自律神経機能におよぼす影響について比較検討しました。①浅刺による皮膚・皮下組織への刺激は心臓副交感神経機能を高め、②呼気時の刺激も心臓副交感神経機能を高め、二者の相乗効果と共に、③座位の心臓交感神経機能を高める姿勢による三者同時刺激の手法は、自律神経全体の機能を高められることが実験で証明されています。

【実験３】は、「心臓自律神経機能を高める「浅刺、呼気時、座位刺鍼法」の刺激後の効果について、立位（活動姿勢）と臥位（休息姿勢）の推移で比較検討しました。

実験の結果、心拍数は、立位において時間の経過にともなって有意な変化は認められませんでしたが、臥位においては鍼刺激前と比較して有意に減少しました。

ＨＦ（副交感神経機能）は心拍数と同様に、立位においては時間経過による有意な変化が認められませんでしたが、臥位においては鍼刺激前と比較して時間経過にともない増加して、鍼刺激前と比較して25分から35分後の間で有意な差が認められました。

鍼刺激後の臥位の保持は副交感神経機能の高まりを示しています。さらに、心拍数の減少ならびにＨＦの高まりは時間の経過にともなって変化が増大していることから、鍼刺激による「体性―自律神経反射」の生理的即時効果だけでなく、臥位の姿勢保持による心臓副交感神経の高まりが相乗的に機能していることがわかりました。

姿勢と自律神経の関係について、健康な若齢者を対象とした臥位と座位、臥位と立位を比較した心拍変動解析の検討では、臥位と立位には有意な差が認められましたが、臥位と座位では有意な差が認められなかったことが報告されています。しかし、健康成人男性の心拍変動解析による心臓自律神経機能の検討では、臥位、座位、立位の順で心臓副交感神経機能が低下して、心臓交感神経機能が高まりを示すことが報告されています。ヒトの発育発達に関する神経系の研究では、5歳頃までに80パーセントの成長を遂げ12歳でほぼ100パーセントになることが報告されています。したがって、成人と比較して発育期の若年齢者は、姿勢変換に対する自律神経機能が未成熟である可能性が考えられます。

いずれにせよ、臥位は心臓副交感神経機能を高めることが明らかとなっています。心臓自律神経機能を高める「浅刺・呼気時・座位刺鍼法」の鍼刺激後の姿勢保持の違いによる自律神経機能へおよぼす影響について検討をしたところ、臥位は副交感神経機能を一層高める刺激になっていることが明らかとなりました。

古代ヨーロッパではすでに大衆浴場がありました。現在でもドイツなどヨーロッパでは温泉が治療法の1つとされています。ドイツのある温泉治療では、治療後にバスタオルで身体を繭《まゆ》のようにぐるぐる巻きにして保温約30分で治療を終了する施設もあります。温熱療法と休息姿勢の臥位姿勢保持による副交感神経機能を高めている治療法と言えます。

今回の実験では「浅刺、呼気時、座位刺鍼法」後の臥位姿勢保持が25分から35分で副交感神経機能が高まる結果が得られましたが、保温約30分の臥位姿勢の根拠となる実験結果と考えられます。

しかし、刺激による即時効果として心臓副交感神経機能は高まりますが、今回の結果では刺激の停止と共に機能が刺激前の状態に戻ることがわかっています。一過性の「体性－自律神経反射」としての反応です。反応が身体に定着するには求心性神経伝達を与えるために姿勢を保持することが関係すると思われます。運動後のストレッチングは疲労を戻すために心と身体を休息状態に傾けてリラックスさせる意味が含まれているので、臥位で深呼吸を取り入れたストレッチングをすることが、心臓副交感神経機能を高めて心と身体を回復させる重要な手法であることが明らかとなりました。

(Health and Behavior Science　17(2): 53-57. 2019.)

5

深呼吸の効果をさらに高める方法

これまでの研究結果をまとめてみましょう。

まず、皮膚・皮下組織3ミリメートルまでの深さで筋まで刺さない鍼刺激と皮膚刺激は呼気時のタイミングで同時におこなうと心臓副交感神経機能が高まる相乗効果によって心拍数は減少して心と身体を落ち着かせる方向に向けて、身体柔軟性機能が高まることが明らかになりました。

さらに、この2刺激だけでなく、刷毛を使った皮膚刺激も呼気時のタイミングで同時に2刺激を加えることによって、心臓副交感神経機能が高まって心拍数が減少し、身体柔軟性機能が高まることが明らかになりました。

しかし、この物理刺激は即時反応しますが、刺激を止めてしまうとすぐに元に戻ってしまいます。この打開策が姿勢に関係することもわかりました。

臥位は、座位、立位よりも心臓副交感神経機能を高める休息姿勢であるので、呼気時と同時に皮膚刺激を座位でおこない、臥位のままでいることで心臓自律神経は20〜30分後により心と身体が落ち着くことも明らかになりました。

これまでのことをまとめると、大きく深呼吸しながら優しくふれる・さする皮膚刺激は、心臓副交感神経機能を高めて心身をよりリラックスさせることが意図的に可能であるということです。しかも、夜寝る前に布団に入っておこなえば、ゆったりと眠りに入れるということです。

ただ、条件として心地よい刺激であることが重要です。筋までの刺激は心臓交感神経機能を抑えて心拍数を減少させます。刺激は優しくソフトで、その人の好む刺激でなければ期待できるリラックス反応が出ないことに注意しておきましょう。

結論として、深呼吸の効果を上げるには皮膚への優しいソフトタッチが科学的に有効な深呼吸と明らかになりました。

さて、これまでの深呼吸に関して、さまざまな情報をお話ししました。これまでの情報を基に、科学的で実用的な深呼吸の極意を第6章で総まとめしてみました。

第6章

「見える深呼吸」の極意

1
深呼吸の源流

運動、スポーツの初期段階には、自分では言われた通りにやっているつもりでもまったくできていないことがよくあります。正しい動作情報が脳で処理できないために、脳から末端の筋に正しく遠心性神経伝達ができていないためです。

例えば、体育の授業での課題に対して1回ですぐにできる子供もいれば、10回、100回やっても上手にできない子もいます。これは、さまざまな情報が求心性神経伝達で脳に送られても、脳での情報処理が上手くいかないために脳からの正しい遠心性伝達が送られていないのです。

しかし、先生の指導技術、声掛けによっては、「どうせだめだ!」とあきらめずに、「よし! やってみよう!」という子供もいます。正しい練習をすることで正しく脳で情報処理のできる回路ができ上がり、できなかったことができるようになるのです。

それは、脳から筋に正しい情報が伝達されたことと、その神経回路が確実にできあがったために繰り返しても同じように正しくできるようになった状態です。達成感、充実感から、「もっと良くなりたい！　もっと良くなりたい！」と成長する子供も多いでしょう。正しく神経回路が構築されていくと、さらに複雑な回路が正しく構築されて複雑な運動を可能とします。これは繰り返し回数によってのみ構築されます。繰り返し、何千回でも何万回でも練習できることは一種の才能です。「継続は力なり」とはこのことです。

これまでの深呼吸に関する多くの情報は、正しい深呼吸のあり方について書かれていますが、実際に正しく深呼吸ができているかどうかを確認する方法がありませんでした。腹式呼吸と胸式呼吸の違いを自分自身の手を胸とお腹に添えることで、動きを確認することは本書にも記載しています。

そこで、第1章、第2章では正しい深呼吸とは何か、生理学的根拠となる心拍変動と呼吸性洞性不整脈について解説しました。

本書の特徴は、「深呼吸が正しくできているか確認する方法」を心拍変動、呼吸性不整脈の生理的反応を基礎として、心電図による瞬時心拍数と呼吸曲線を観察しながら深呼吸を目で確認することです。

第3章では、心身連関テスト（MBCT：Mind Body Connection Test）の評価により、スポーツ選手の心臓自律神経機能の状態把握・体調管理（コンディショニング）についてご紹介しました。

第4章では、鍼灸の効果を心身連関テストで確認すると共に深呼吸を画像で確認しながら学習していくと深呼吸が正しくできるようになることも確認できました。リアルタイムで変化する瞬時心拍数と呼吸曲線の画像を目で確認すると、正しい深呼吸ができているかを自分自身で修正して、正しく習得していくことができることを解説しました。

結果的には深呼吸の継続によって、心臓自律神経機能が徐々に高まっていくことがグラフを見ながら理解できたと思います。深呼吸は「心臓自律神経機能が調整されることでさまざまな傷病の回復にも効果があること」も症例をあげてお伝えしました。

第5章では、皮膚刺激が心臓副交感神経機能を高めて、心拍数の減少と筋緊張の緩和に連動することを論文解説からお伝えしました。深呼吸の上級テクニックは皮膚刺激を加えながらの深呼吸によって、心臓副交感神経機能を一層高めることで心身をリラックスさせることができることを解説しました。

チョット寄り道8

バタフライ・ハグ

バタフライ・ハグとは、イグナシオ・ジャレーロ博士らによって考案された、トラウマ（心の傷：心的外傷後ストレス障害）の解消効果がある手法です。１９９８年にメキシコで起きたハリケーン災害の被害者に、バタフライ・ハグを試してもらったところ、トラウマの解消に非常に効果があったことから、世界的によく知られるようになりました。

バタフライ・ハグは、「両手をチョウチョの羽のようにクロスして、両肩を交互に優しくたたく」という方法です。30秒間から２分間、一定のリズムで両肩を交互にトントン優しく叩いていると気持ちに変化が出てきます。

皮膚刺激は「オキシトシン」という幸せホルモンが分泌されると言われていて、副交感神経機能が高まることはわかっています。バタフライ・ハグの原理は、

1. マイナスな感情が生み出す右脳の暴走
2. これを抑えるプラスの思考を促す左脳の働きの低下
3. 左右両側への刺激による右脳の暴走を抑え左脳の働きを改善させる

と考えられています。

小さなストレスで不愉快なことがあったときでも、浅い呼吸、心拍数上昇から安心感、不安解消に役立ちます。

生命維持に最も重要な1つである「呼吸と循環」を「呼吸曲線と心電図による瞬時心拍数」から自律神経機能を観察すると、症状の改善が深呼吸の呼吸曲線と心電図による瞬時心拍数に対応していることがわかってきました。自律神経系疾患の1つである喘息について、自分の呼吸を画像で確認しながら意識して深呼吸を練習していると、呼吸改善されていることが一目瞭然でした。目で呼吸を確認し、修正を加え、「見える深呼吸」「深呼吸が見える」からこそ、真の深呼吸が身に付くのです。

これまで多くの方々は、「深呼吸」を説明通りに練習しても、正しくできているかの判断は自分の体調を主観的に評価するしかあり

チョット寄り道9

「深呼吸の源流」

深呼吸とは、心臓自律神経機能の調整法の1つです。無意識に心身を調節している心臓自律神経が調節しきれなくなってしまった「あがり、不安、筋緊張など」に対して、深呼吸は意図的に心臓自律神経機能を高める調整法です。「深呼吸は、心臓副交感神経機能を高めることによって自律神経機能全体のバランスを向上させて、心と身体をリラックスさせることが目的です。高まり過ぎている心臓交感神経機能を抑制させてバランスを整えるのではなく、心臓副交感神経機能を高めて自律神経機能全体の機能を高める方法です。

ませんでした。しかし、いくら一生懸命練習しても、誤った練習を繰り返せば逆に悪くなる恐れもあるのです。

そこで、本書の最終章として、呼吸・深呼吸について、これまでの研究結果とさまざまな症例を基にした「深呼吸の極意」として整理しました。

2

深呼吸の極意

深呼吸の極意　その1

息を吸い（酸素を取り入れる）、息を吐く（二酸化炭素を排出する）、1回の呼吸でできる限り肺でのガス交換の量が多いほうが瞬時心拍数は減少し、心臓副交感神経機能は高まります。

深呼吸の極意　その2

吸気と呼気を合わせた1回の呼吸に要する時間は、長いほうが瞬時心拍数は減少し、心臓副交感神経機能は高まります。

深呼吸の極意　その3

1回の呼吸が長くても、吸気よりも呼気の時間が長いほうが瞬時心拍数は減少し、心臓副交感神経機能は高まります。

深呼吸の極意　その4

胸式呼吸（首周囲、上部肋間筋など各種筋収縮の利用）よりも、腹式呼吸（横隔膜を使う）のほうが心臓副交感神経機能は高まります。

深呼吸の極意　その5

呼気にともなう筋収縮（りきみ）があると、心臓交感神経機能が高まり呼気時最少瞬時心拍数は呼吸ごとに増加して、心臓副交感神経機能も抑制されます。強い意図的な筋収縮がない大きな呼吸を心がけてください。注意点は肩の力を抜いて、腹筋に過度な「りきみ」がないことです。

深呼吸の極意　その6

自分の呼吸リズムが最優先です。「吸息に何秒・呼息に何秒」という鋳型にはめ込む方法は自分の呼吸リズムを乱し、結果的に筋収縮を連動させて心臓交感神経機能が高まり瞬時心拍数が増加し、本来の深呼吸となりません。「一生懸命」と「無理」は違います。

深呼吸の極意　その7

深呼吸が上手にできて心と身体がリラックスしている場合、安静時の心拍数は臥位姿勢で50拍／分後半から60拍／分前半、座位姿勢で70拍／分となります。心拍は一定のゆらぎがありながら過度な上下の変動なく、時間の経過にともなって推移します。基礎体力のある人は、さらに心拍数は低く安定しています。

深呼吸の極意　その8

呼吸性洞性不整脈の原則により吸気時に瞬時心拍数は増加（心臓副交感神経機能の抑制）し、呼気時に瞬時心拍数は減少（心臓副交感神経機能の亢進）します。「深呼吸の極意その7」の基準よりも高い心拍数で、深呼吸の吸気時に瞬時心拍数が増加しない、もしくは呼気時に瞬時心拍数が減少しない場合は、心臓副交感神経の機能低下を示しています。

深呼吸の極意　その9

深呼吸が上手にできてリラックスしている場合、臥位もしくは座位の平均瞬時心拍数は深呼吸呼気時最少瞬時心拍数と差がありません。呼気時最少瞬時心拍数は心臓副交感神経の機能状態を反映しているので、臥位姿勢、座位姿勢もしくは立位姿勢の安定した推移の平均瞬時心拍数よりも深呼吸呼気時最少瞬時心拍数が減少する場合は、その差分が心臓副交感神経機能の高まらない何らかのストレス状態にあることを示しています。

深呼吸の極意　その10

人は瞬時に変わります。日常の些細な不安や心配でも呼吸は浅くなり、心拍数は増加します。常に人は不安定な心と身体の状態で生活しているので心臓自律神経が中心となって全身の自律神経機能を高めて安定性を維持させています。平穏な自分でいられないときは、いつでもどこでも深呼吸をすれば瞬時に心と身体を正常な方向に向かわせます。

深呼吸をしても瞬時に心拍数が改善されない場合は次のことが考えられます。

①ストレスが大き過ぎて、現状の心と身体の能力では基本的に処理できない
②ストレスから逃げられない環境にいる
③ストレスを受け入れられない

3 究極の深呼吸

心と身体のストレスが慢性化されると、通常よりも心拍数の増加と筋緊張が無意識のうちに維持されて、なかなか落ち着いた状態には戻せないことがあります。緊張状態の特徴として、「頭が真っ白になる、思考停止、身体が言うことを聞かない」または、「眠れない、すぐに眠くなる、のどが渇く」などを訴えます。

試合が終わった選手のインタビューでは「試合のことは何も記憶がありません。あっという間の出来事のようで、自分が何をしたかまったく記憶にありません」と、冷静な判断ができずにコメントをする選手がいます。一方では、「勝てる気がまったくありませんでした。相手に圧倒されてなす術もなく、身体に力が入らない、力を入れようにも入れられなかった、完全な敗北です」という選手もいます。しかし、勝者のコメントの中には、「無我夢中で、自然に身体が動いていて、まったく余計なことなど考えている暇も余裕もなく、あっという間の出来事でした」という充実感、達成感のある勝者のコメントです。

また、「冷静でいられました。すべてがスローモーションのように見えて、自分の行動も相手の行動もすべてを見切っていました」といったコメントもよく耳にします。

心と身体がバラバラで敗北の結果となった選手と、心と身体が一体となって勝利を手中に収めた選手の一例です。

負けるときは多くの場合、自分がいつもの自分ではなく、いつもと違った不自然な言動が増えて、余計なことをすることがあります。「何とかしないと！」と逆境をはねのけようとするばかりに冷静な思考と判断ができなくなってしまった状態です。このようなときは心臓交感神経機能が高まり過ぎている状態です。

水泳、陸上、重量挙げなどのスタート場面で、太もも、胸、背中などの大きな筋肉群を叩くシーンを観たことがあると思います。あれは筋刺激により心臓交感神経機能を抑えることで本来の自分に戻す方法です。しかし私は、よほどの心臓交感神経機能の高まりでなければ、心臓副交感神経機能を高めて自律神経全体の機能を高めるほうが心と身体の機能を高い状態でバランスが整うと考えます。

それが「深呼吸」なのです。

「正しい深呼吸」をすることで心臓副交感神経機能を高め、皮膚にふれる、皮膚をなでる、軽い皮膚刺激による心臓副交感神経機能を高める刺激を同時におこなうことは、心臓副交感神経機能を相乗的に高めることが可能であると本書では繰り返し説明してきました。とくに、競技前、競技中、大勢の前でのプレゼンテーション前には「深呼吸と皮膚刺激を同時におこなう」ことは、心臓副交感神経機能を一層高めた冷静な心と身体を取り戻すことが可能となることでしょう。これこそが究極の「深呼吸」です。

おわりに

本書はこれまでにない深呼吸の解説書です。

深呼吸を見れば、正しく深呼吸になっているかどうかがわかります。深呼吸の状態を見れば健康状態がわかります。深呼吸を自分の目で確認して、修正しながら継続すれば、自律神経に正しく刺激を加えることができるので、心と身体が健康に向かいます。正しい深呼吸は自律神経機能を自分の意思で調整できるようになります。正しい練習は心と身体が良くなりますが、間違った練習は心と身体が乱れます。

是非、本書の情報を参考にして、日常生活に深呼吸を取り入れてみて下さい。自分で自分をコントロールできるように、自律神経が安定してより良い日常が送れますように、深呼吸を活かして下さい。

最後になりましたが、本書の構成にあたり出版に尽力頂いた知道出版の奥村禎寛編集長ならびに関係者の皆様には厚く御礼申し上げます。

２０２３年吉日　著者

著者略歴

山下 和彦（やました かずひこ）

1984 年　体育学士（大阪体育大学）
1986 年　教育学修士（兵庫教育大学）
1989 年　柔道整復師 資格取得（行岡衛生学園）
1995 年　山下整骨院 開設（現在に至る）
2008 年　鍼灸師 資格取得（横浜医療専門学校）
　　　　　山下鍼灸院 開設（現在に至る）
2011 年　宝塚医療大学 鍼灸学科助教
2014 年　同准教授（～ 2016 年）
2019 年　大阪市立大学 都市健康・スポーツ研究センター客員准教授
2020 年　博士（生活科学・大阪市立大学）
2021 年　健康運動指導士
2022 年　大阪公立大学 都市健康・スポーツ研究センター客員准教授

・日本代表バスケットボールチームトレーナー（1991 年）
・日本オリンピック委員会強化スタッフ医科学スタッフ（2020 年）

所属学会：日本体力医学会、日本自律神経学会、全日本鍼灸学会、日本心臓リハビリテーション学会、日本健康行動科学会

見《み》える深呼吸《しんこきゅう》で自律神経《じりつしんけい》が整《ととの》う

2023 年 7 月 21 日　初版第 1 刷発行
著　者　山下和彦
発行者　友村太郎
発行所　知道出版
　　　　〒 101-0051 東京都千代田区神田神保町 1-11-2
　　　　　　　　　　天下一第二ビル 3F
　　　　TEL 03-5282-3185　FAX 03-5282-3186
　　　　http://www.chido.co.jp
印　刷　ルナテック

ISBN978-4-88664-357-5